専門医から伝えたい

歯科医院に知ってほしい

肝疾患のこと

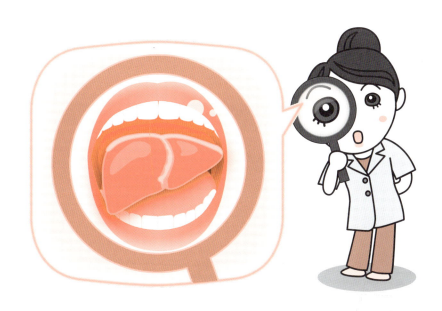

医歯薬出版株式会社

●編　集

長尾由実子　佐賀大学医学部 教授／順天堂大学医学部 客員教授

●執　筆（執筆順）

大越　章吾　日本歯科大学新潟生命歯学部内科学講座 教授
齋藤　貴史　山形大学医学部 教授
長尾由実子　佐賀大学医学部 教授／順天堂大学医学部 客員教授
尾﨑　哲則　日本大学歯学部 教授

This book was originally published in Japanese
under the title of :

SENMONI-KARA TSUTAETAI-SHIKAIIN-NI SHITTEHOSHII KANSHIKKAN-NO-KOTO
（All you need to know about liver disease in the dental office）

NAGAO, Yumiko

© 2019 1st ed.

ISHIYAKU PUBLISHERS, INC.
　7-10, Honkomagome 1 chome, Bunkyo-ku,
　Tokyo 113-8612, Japan

はじめに

　肝炎ウイルスが口腔病変と関連することに私が気づいたのは1995年でした．そうして「肝外病変」についてまとめた論文が話題を呼び，1996年11月22日，「Ｃ型肝炎ウイルスが口腔癌に影響？」という記事が朝日新聞や読売新聞などに掲載されました．その後も新聞社やラジオ局など，定期的にメディア取材を受けてきました．肝外病変という言葉を今回初めて目にした方もいらっしゃるかもしれませんが，本書は，肝炎ウイルスの感染対策と口腔内の肝外病変の治療という両面からまとめ，歯科医療従事者の方々に肝疾患の理解を深めていただくために企画しました．

　歯科医療従事者は患者の唾液や血液と接することが多い職業です．すべての患者に安心・安全な歯科医療を提供するには，肝疾患の基本を押さえ，肝炎ウイルス感染の予防や治療法を把握することが大切です．一方で，肝炎ウイルスは口腔粘膜に病変を引き起こすことが知られ，肝外病変を歯科治療の面から行う際にも肝炎の知識が求められます．

　ところで，これまでにＢ型肝炎ウイルスやＣ型肝炎ウイルスの検査を受けたことはおありでしょうか？　肝炎ウイルスに感染しても自覚症状はなく，放置しておくと肝癌を発症する可能性が高くなりますが，早期に発見できれば治すことが可能です．検査を受けたことがない場合は，すぐにでも肝炎ウイルスの検査を受けることをお勧めします．

　Ｂ型肝炎やＣ型肝炎の治療法は，核酸アナログ製剤や直接作用型抗ウイルス薬の登場によって，今や飛躍的に進歩しました．

　1980年代には肝臓病を完全に治す薬はありませんでした．1992年に注射薬であるインターフェロンが発売され，Ｃ型肝炎ウイルスを駆除できるようになりましたが，駆除率が低く，副作用が強いことが課題でした．しかし，2014年に直接作用型抗ウイルス薬が発売され，今は飲み薬だけでＣ型肝炎を治せる時代になったのです．これを受けてWHO（世界保健機関）は2030年までにＣ型肝炎を撲滅することを目標に掲げています．

　Ｂ型肝炎については，2000年に登場した核酸アナログ製剤により，副作用がなく，安全にウイルスを制御できるようになりましたが，Ｃ型肝炎ウイルスの治療薬と異なり，ウイルスを体内から完全に排除することはできません．けれども，ワクチンには発症を阻止する効果が期待されるため，WHOはＢ型肝炎ワクチンを全世界ですべての人が接種すること（ユニバーサルワクチネーション）を勧告しています．日本でも2016年10月，ようやくＢ型肝炎ワクチンのユニバーサルワクチネーションが取り入れられ，0歳児に限り公費（無料）で接種が受けられるようになりました．

　さらに，扁平苔癬やシェーグレン症候群は，Ｃ型肝炎ウイルスが引き起こす肝外病変として知られています．患者の口腔内に粘膜疾患を認めたら，肝炎ウイルスに感染していないかどうかを確認することが大切です．感染している場合，飲み薬だけでＣ型肝

炎も扁平苔癬も治せることがあります.

　こうした知識を生かし，日常の臨床で役立てていただければ幸いです.

　最後に，お忙しいなか，執筆に協力してくださった大越章吾先生，齋藤貴史先生，尾﨑哲則先生に深謝申し上げます．本書の刊行にあたり，お世話になりました医歯薬出版株式会社にも感謝いたします．また，本書に期待を寄せておられた白土清司先生(日本歯科医療管理学会理事長) のご逝去を悼み，ご冥福をお祈り申し上げます.

2019年3月

長尾由実子

専門医から伝えたい
歯科医院に知ってほしい
肝疾患のこと

第 I 編 肝疾患の基礎知識

CHAPTER 01 なぜ歯科医院で肝疾患の知識が必要なのか ……… 2
1 ウイルス性肝疾患と歯科診療とのかかわり ……… 2
2 症状の乏しいウイルス性肝疾患 ……… 2
3 肝臓の病気と歯科治療 ……… 3

CHAPTER 02 肝疾患を理解しよう ……… 4
1 肝臓の位置と構造 ……… 4
2 肝臓の働き ……… 5
3 肝疾患に必要な検査項目と数値の理解 ……… 7

CHAPTER 03 歯科医院で知っておきたい肝疾患患者の症状 ……… 12
1 肝疾患の自覚症状 ……… 12
2 肝疾患の他覚症状 ……… 12

CHAPTER 04 ウイルス性肝炎 ……… 14
1 ウイルス性肝炎にはどのようなものがあるのか ……… 14
2 B型肝炎とC型肝炎の違いは？ ……… 14
3 B型肝炎ウイルス（HBV）キャリアの経過は？ ……… 15
4 C型肝炎ウイルス（HCV）キャリアの経過は？ ……… 17
5 B型肝炎ウイルス（HBV）キャリア，C型肝炎ウイルス（HCV）キャリアで
はどのように病気が進むのか ……… 17
6 B型肝炎，C型肝炎の最新治療 ……… 18
7 B型肝炎ウイルス（HBV）の再活性化 ……… 20

CHAPTER 05 脂肪肝 ……… 23
1 わが国における非アルコール性脂肪性肝疾患の現況 ……… 24
2 非アルコール性脂肪性肝炎の発病メカニズム ……… 24
3 非アルコール性脂肪性肝疾患・非アルコール性脂肪性肝炎の臨床 ……… 25

CHAPTER 06 肝硬変・肝癌 ……… 30
1 肝硬変 ……… 30
2 肝癌 ……… 34

v

[C O N T E N T S]

CHAPTER 07 肝疾患患者への生活指導 ……… 38

1 はじめに ……… 38
2 食事療法の基本 ……… 39
3 夜間就寝前補食（早朝の絶食を回避する） ……… 40
4 サプリメントの開発 ……… 41
5 便秘をしない ……… 43
6 タバコ（禁煙する） ……… 43
7 アルコール（飲酒を控える） ……… 43
8 鉄分を摂りすぎない ……… 43
9 コーヒーを飲む ……… 44
10 ビブリオ・バルニフィカス感染症 ……… 44
11 運動療法 ……… 46
12 患者教育に向けた iPad アプリの開発 ……… 46

第 II 編　口腔疾患と肝疾患とのかかわり ……… 49

CHAPTER 01 肝疾患患者の口腔健康管理 ……… 50

1 はじめに ……… 50
2 口腔健康管理とは？ ……… 50

CHAPTER 02 歯周病と深く関連する肝疾患 ……… 51

1 非アルコール性脂肪性肝炎（NASH） ……… 51
2 ウイルス性肝疾患 ……… 51

CHAPTER 03 肝外病変 ……… 52

1 肝外病変とは？ ……… 52
2 WHO のガイドラインにも登場 ……… 52
3 抗ウイルス療法 ……… 53
4 口腔に現れる肝外病変の種類 ……… 53

CHAPTER 04 口腔癌 ……… 54

1 口腔癌と HCV 感染 ……… 54
2 口腔癌における重複癌と HCV 感染 ……… 55

専門医から伝えたい
歯科医院に知ってほしい
肝疾患のこと

CHAPTER 05 扁平苔癬 ……… 58

1 扁平苔癬と HCV 感染 ……… 59
2 日本人の口腔扁平苔癬患者における HCV 感染の割合 ……… 59
3 HCV 高浸淫地域（九州 X 町）住民における口腔扁平苔癬の有病率 …… 59
4 口腔扁平苔癬の組織における HCV の局在 ……… 62
5 HCV による扁平苔癬の発症因子 ……… 63
6 HCV 感染有無による病理組織像の違い ……… 65
7 vulvo-vaginal-gingival syndrome（外陰 - 膣 - 歯肉症候群）……… 66
8 扁平苔癬の悪性転換 ……… 66
9 難治性扁平苔癬の治療 ……… 67
10 扁平苔癬患者への口腔衛生管理 ……… 68

CHAPTER 06 シェーグレン症候群 ……… 69

1 シェーグレン症候群の難病指定 ……… 69
2 シェーグレン症候群と C 型肝炎ウイルス（HCV）感染 ……… 69
3 シェーグレン症候群と自己免疫性肝疾患 ……… 70
4 シェーグレン症候群の治療 ……… 71

CHAPTER 07 肝疾患患者の味覚 ……… 72

CHAPTER 08 歯科疾患は，C 型肝炎ウイルス（HCV）感染患者のインターフェロン治療の導入を妨げる ……… 73

CHAPTER 09 肝疾患患者の口腔健康管理に関するポイント ……… 76

CHAPTER 10 歯科を介した肝疾患の治療勧奨 ……… 77

第 Ⅲ 編 歯科医院でこそ必要な肝炎ウイルス対策 … 81

CHAPTER 01 B 型肝炎ウイルス（HBV）の体液汚染対策 ……… 82

1 スタンダードプリコーション ……… 82
2 HBV の体液汚染対策 ……… 82

CHAPTER 02 C 型肝炎ウイルス（HCV）の体液汚染対策 ……… 86

[CONTENTS]

CHAPTER 03 肝炎ウイルス感染の捉え方 ……88
1 歯科領域の特殊環境 ………88
2 問診力の重要性 ………88
3 患者の立場から考える肝炎ウイルス感染の捉え方 ………89
4 歯科医療従事者の立場から考える肝炎ウイルス感染の捉え方 ………90

第 IV 編 院内感染防止対策と歯科診療報酬 ……95
1 歯科医療機関における院内感染対策の現状 ………96
2 初診料・再診料に係る院内感染対策に規定する施設基準 ………99

●執筆分担

第 I 編
CHAPTER 1 〜 4 ……… 大越章吾
CHAPTER 5 〜 6 ……… 齋藤貴史
CHAPTER 7 …………… 長尾由実子

第 II 編
CHAPTER 1 〜 10 …… 長尾由実子

第 III 編
CHAPTER 1 〜 2 ……… 齋藤貴史
CHAPTER 3 …………… 長尾由実子

第 IV 編
CHAPTER 1 〜 2 ……… 尾﨑哲則

Design/ はんぺんデザイン　illustration/ 加藤りえ

第 I 編

肝疾患の基礎知識

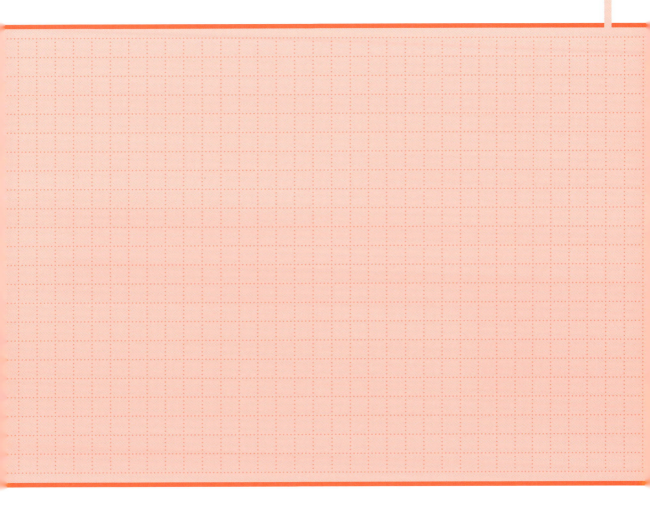

CHAPTER 01 なぜ歯科医院で肝疾患の知識が必要なのか

1 ウイルス性肝疾患と歯科診療とのかかわり

歯科診療に訪れた患者の中にはB型肝炎ウイルス（hepatitis B virus：HBV）やC型肝炎ウイルス（hepatitis C virus：HCV）に感染している人がいます．ウイルスは血液や唾液などの体液に含まれています．歯科診療は患者の口腔内を診断，治療しますので，これらのウイルスが含まれている血液や体液への接触による感染の危険性が問題となります．患者に使用した鋭利な器具を，誤って刺してしまった時などがよい例です．また，診療に使用した器材の滅菌や消毒が不適切であったために，ほかの患者に感染してしまう（院内感染）リスクもあります．もし，そのようなことが起こってしまったら，うつされてしまった患者の弊害は大変大きく，また社会的問題になることもあり，歯科医（院）の責任が問われます．その意味でもこれらによって引き起こされる病気や感染予防についての十分な知識をもつことは歯科医療従事者に不可欠なのです（図Ⅰ-1）．

2 症状の乏しいウイルス性肝疾患

肝臓はよく"沈黙の臓器"とよばれます．これは肝臓の病気になるまでに症状（黄疸：からだが黄色くなる，腹水：お腹に水がたまる，意識障害：ぼーっとして周りがわからなくなる，など）が出にくいのが特徴です．したがって，これらのウイルスに感染していても，日常生活は元気で普通にされている場合がほとんどですので，患者が自分で申告したり，検査結果を持ってこない限り，歯科医療従事者が把握することは不可能です．歯科受診患者の3割弱の人は，自分が肝炎ウイルスに感染していることを申告していないというデータもあります[1]．

B型肝炎やC型肝炎の患者は一般的に"キャリア"といわれます．風邪のようにウイルス感染がすぐ治癒するのではなく，持続的に感染しているからです．これらの患者の頻度は，以前は各々日本人の100人に1人程度（約1%）といわれていましたが，現在は献血者のデータにおいてHBVでは0.2%[2]，HCVは0.16%[3]となっており，低下してきています．これには，本書で述べられるようにワクチン（B型肝炎）などの予防や治療（B型肝炎とC型肝炎に対する内服薬）の進歩が関係していますが，医学的な重要性は失われてはいません．また，近年はエイズウイルス（HIV）の感染者も増加しており問題となっています．

HIV感染もB型肝炎やC型肝炎の患者と同様に血液や体液を介して感染します．感染

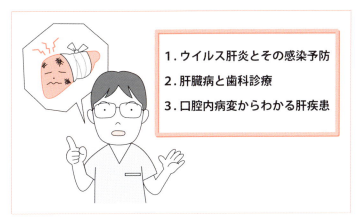

図Ⅰ-1 なぜ歯科医院で肝疾患の知識が必要なのか

者はこれらに比べて少ないですが、一般の歯科診療患者のなかに感染者がいるかもしれません。また、肝炎ウイルスと同様にAIDS発症前は症状のない方がほとんどですので、B型・C型肝炎ウイルスと同じように感染予防の注意が必要です。

3 肝臓の病気と歯科治療

これまで述べたようにこれらウイルスは、患者から医療従事者、患者間という2つの院内感染防止という点で大きな注意が必要です。また、そのほかにも歯科治療の際に注意すべきことがあります。

ウイルス性をはじめ、**肝臓の病気は、進行すると肝硬変**という肝臓が硬くなる病気に移行します。肝硬変では前述した症状のほかにさまざまな異常がみられます。最も注意しなければいけないのは血が止まりにくくなることです。肝硬変では、止血に関係する血小板の数が減ると同時に、血が固まる働きをもつ凝固タンパクの機能が障害されるからです。肝臓の病気をもった患者の歯科治療をする際はこの点に十分注意する必要があります。

さらに口腔病変のなかで、扁平苔癬などはC型肝炎の方に多くみられると指摘されています[4]。このように歯科診療からC型肝炎の可能性を類推できる可能性があります。

これらは肝炎ウイルス感染の**肝外病変**といわれています。肝外病変については本書の第Ⅱ編（p.52）をご参照ください。

■ 文献

1) 長尾由実子, 佐田通夫：歯科領域における肝炎ウイルス感染者の現状. 歯界展望. 124(3)：584-590. 2014.
2) 田中純子：B型肝炎感染者の最新の疫学. 肝胆膵. 肝炎ウイルス A to E 71(6)：1021-29. 2015.
3) 田中純子：C型肝炎の疫学. 医学と薬学. 74(5)：517-523. 2017.
4) 長尾由実子, 佐田通夫：HCVの肝外病変. 医学のあゆみ. 215(3)：212-213. 2005.

CHAPTER 02 肝疾患を理解しよう

1 肝臓の位置と構造

　肝臓は右の肋骨の下位に位置しています[1]（図Ⅰ-2）．重さは千数百 g で，お腹の臓器では最も重いものです．英語では Liver，ドイツ語では Leber といいます．焼鳥屋のレバーがそれです．肝臓は人体の工場にたとえられます．"肝心（腎）"なという言葉があるように非常に重要な臓器で，からだになくてはならない働きをいくつも担っています．

　肝臓に注ぎ込む血管には門脈という静脈と肝動脈という動脈の 2 つの血管があります．門脈は肝臓に特徴的に存在する血管で，胃腸や膵臓，脾臓の血液を肝臓に運びます．食事中の栄養素である糖，タンパク，脂質は消化酵素によって分解され，門脈を通って肝臓に輸送され，そこで代謝されます．

　また，門脈には脾臓の血液が流れ込みます．肝臓がウイルス性肝炎などで長期に障害されると，肝硬変という，文字通り肝臓が硬くなる病気に進行しますが，その際門脈が流れにくくなり（圧が上がる：門脈圧亢進症），脾臓が腫れ，脾腫という状態が起こります（図Ⅰ-3）．脾臓は血小板などの代謝を行うところであり，血小板が脾臓に蓄積するため血中の血小板数が減少します（脾機能亢進症）．これが肝臓の病気の際，血液が固まりにくくなる原因の 1 つとなります．

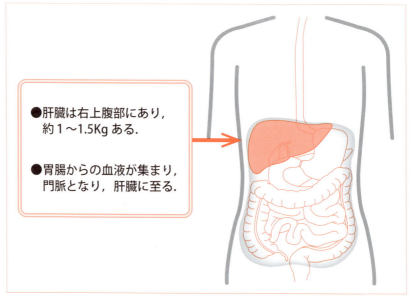

図Ⅰ-2　肝臓の位置

肝疾患を理解しよう 02

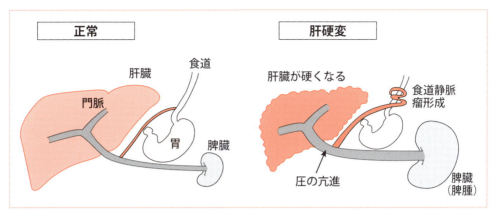

図Ⅰ-3 門脈圧亢進症

2 肝臓の働き（図Ⅰ-4）

　肝臓はからだになくてはならない働きをいくつも有しており，からだの代謝工場にたとえられます．たとえば，胃や腸の一部を切除しても命にはかかわりませんが，肝臓を取り去った場合は生きていけません．肝臓が致命的に悪くなった場合，それを取り去って正常な肝臓を移植する手術が行われます．

　肝臓は臓器の区分では"消化器"に属します．したがって，肝臓に関係した病気は消化器内科，外科の医師が対応します．食物の消化に必要な胆汁は肝臓で作られ，胆嚢という袋に貯められて，食事のたびごとに十二指腸に放出されます．そこで膵臓で作られた膵液と混ざって消化作用を発揮します．胆汁に含まれる胆汁酸は，特に脂肪の消化・吸収に必要です（図Ⅰ-5）．

　同様に，食べた糖質はブドウ糖などに分解された後，門脈を通って肝臓に運ばれグリコーゲンとして貯蔵されます．タンパク質も同様にアミノ酸に分解された後，肝臓に運ばれ，からだに必要なさまざまなタンパク質に再合成されます．

- 糖代謝―グリコーゲンとして糖を貯留
- タンパク質代謝―アルブミンや凝固因子などの産生
- 脂肪代謝―胆汁酸の産生
- ビリルビンの代謝
- アルコールや薬剤の代謝

図Ⅰ-4 肝臓の働き

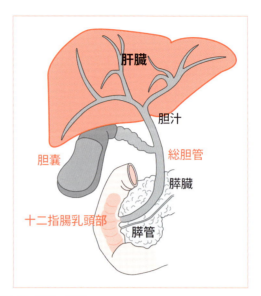

図 I-5 肝臓と胆管
　肝臓で作られた胆汁は胆嚢に蓄えられて，総胆管を通って，十二指腸で膵液とともに食べ物を消化する．

　胆汁にはビリルビンという黄色い色素が含まれます．血液中の酸素を運搬するヘモグロビンの成分であるヘムの産物です．肝臓の疾患あるいは，胆管，膵臓の結石や腫瘍では胆汁の流れが悪くなり（胆汁うっ滞），ビリルビンの排泄が悪くなり，からだに沈着することによって"黄疸"という症状を生じます．黄疸が最も現れやすいのはいわゆる白目（眼球結膜）です．歯科診療でも見やすい場所です．

　また，前述したように肝臓ではからだに必要なタンパク質が合成されます．代表的なのはアルブミンです．血液のタンパク質はおよそ 7〜8 g/dL 位ですが，その 6〜7 割がアルブミンです．肝硬変になってくるとアルブミンの合成が悪くなります．アルブミンは血管の中の水分を維持する働きがあるため，これが少なくなると手足のむくみ（浮腫）や，腹水といった症状が現れます．

　また，肝臓は血液凝固に関係する臓器です．出血後の血液の凝固は，凝固の連鎖反応の結果，最終的にフィブリンができることで起こります．肝臓はこれらの凝固タンパクのほとんどを合成します．**肝硬変になると，血小板数の減少とともに凝固タンパクの産生が低下するため，血が固まりにくくなります．歯科治療でも止血しにくくなることがあるので注意が必要です．**

　肝臓の細胞には尿素サイクルという代謝経路があります．ここでは体内でできた老廃物の 1 つであるアンモニアを代謝して尿素に変換します．肝硬変ではアンモニアの代謝が悪くなり血中濃度が上昇します．それによって"ぼーっとして反応が悪くなる"などの脳症という症状が生じることがあります．脳症には程度の軽いものから，刺激に対して反応しなくなる昏睡までさまざまな程度のものがみられます．また，"羽ばたき振戦"（p.31参照）というゆっくりした手のふるえが脳症のサインとして知られています．

肝疾患を理解しよう 02

　さらに肝臓の重要な機能として薬物やアルコール、あるいは、からだに有毒な物質を代謝する働きがあります。薬剤の代謝はチトクローム系という肝細胞のシステムで行われます。肝臓の機能が悪くなると、投与した薬剤の血中濃度が上昇しやすくなり、副作用が起こりやすくなるため注意が必要です。また、チトクローム系の働きにも個人差があります。薬剤がその代謝活性の低い個人で血中濃度の上昇をきたし、副作用が出てしまうことがあるのはそのためです。歯科診療時に患者の肝疾患の有無を聴取することは非常に重要です。
　また、大量の飲酒で肝臓が障害されることはよく知られています。飲酒量や期間が少ない場合は脂肪肝程度で留まりますが、さらに大量の飲酒を継続すると肝硬変になってしまいます。

3 肝疾患に必要な検査項目と数値の理解

1 生化学検査

　血液検体を用いた検査にはさまざまなものがあります（図Ⅰ-6）。検血検査、生化学検査、血液凝固検査、血糖検査などが代表的なものです。そのうち検血検査は貧血の程度や白血球、血小板数を調べるものです。肝疾患を調べる検査は生化学検査に属します。
　肝障害を理解するためには生化学検査の項目を、その特徴別に分けて考えるのがわかりやすいでしょう（表Ⅰ-1）。肝臓の細胞がどれくらい壊れているかを知る逸脱酵素（AST/ALT、LDH）、胆汁の流れが悪くなっている（胆汁うっ滞）かどうかを調べる酵素（ALP、

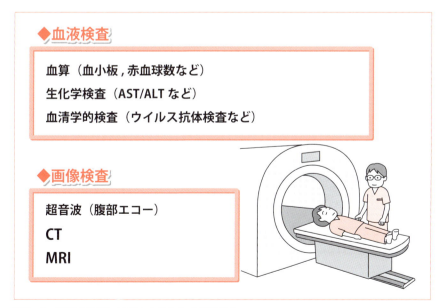

図Ⅰ-6　肝臓の検査にはどのようなものがあるか

第 I 編　肝疾患の基礎知識

表 I -1　血液検査でわかること

項目	症状
AST（GOT），ALT（GPT），LDH	肝細胞壊死，炎症
ビリルビン	黄疸，肝予備能
ALP，γ-GTP	胆汁の流れ
アルブミン	肝の蛋白合成能，肝予備能
凝固因子活性（プロトロンビン時間など）	出血傾向，肝予備能
γ-GTP	飲酒で上昇
アンモニア	脳症，意識障害
AFP，PIVKAII	肝癌の検索
血小板数	肝線維化の進行度，肝硬変

γ-GTP），黄疸の有無を調べるビリルビン値とみていきます．

　生化学検査の中で最初に出てくる検査項目が AST（アスパラギン酸アミノトランスフェラーゼ）と ALT（アラニンアミノトランスフェラーゼ）です．GOT/GPT とよばれることもあります．これらはアミノ酸の代謝に関与する酵素で，肝臓に障害があると値が上昇します．正常値はいずれも 30 IU/L 以下程度です．50 ～ 100 IU/L を軽度上昇．100 ～ 数百 IU/L を中等度，さらに 1,000 IU/L 以上になると高度の肝障害という場合が多いです．ちなみに日常内科診療で最も頻度の高いのは，肥満やアルコールの飲みすぎによる脂肪肝です．この場合は 100 IU/L 以下の軽度上昇がほとんどで，せいぜい上がっても 200 ～ 300 IU/L 程度です．急性肝炎では 1,000 IU/L 以上になることがよくあり，黄疸（ビリルビンの上昇）をきたすことがあります．

　次に胆汁うっ滞を示す検査（胆道系酵素）をみます．ALP（アルカリフォスファターゼ）やγ-GTP（ガンマグルタミルトランスペプチダーゼ），LAP（ロイシンアミノペプチダーゼ）が相当します．特に ALP とγ-GTP が両方上昇している場合は胆汁うっ滞を起こすような肝臓や胆管や膵臓の疾患があることを疑います．γ-GTP はアルコールで上がりますので，γ-GTP のみの上昇はほとんどがお酒の飲みすぎです．

　黄疸の有無を示すビリルビンは血液の酸素を運搬するヘモグロビンの中の“ヘム”由来の物質です．ビリルビンは肝臓でグルクロン酸が抱合され胆汁に排出されます．グルクロン酸が付加される前のビリルビンを間接ビリルビン，付加されたビリルビンを直接ビリルビンといいます．

　これまで述べた AST/ALT，ALP，γ-GTP の上昇に加えてビリルビンの上昇（黄疸）がある場合は肝臓の病気あるいは胆管や膵の病気を疑います．原因が肝臓の病気なのか，胆管，膵の病気（胆石や癌）なのかは，超音波検査や CT，MRI などの画像検査で見分けることができます（図 I -7）．

　正常の人でもビリルビン（間接）のみが高い人がときどきいますが，これは体質的なもので問題はありません．

8

肝疾患を理解しよう CHAPTER 02

● 何をみているか

・肝の大きさ，脂肪肝の有無
・腫瘍や胆石の有無
・脾臓の腫れ，腹水の有無
・膵臓などその他の臓器

超音波検査（エコー）　　　　CTスキャン（CT）　　　　核磁気共鳴（MRI）

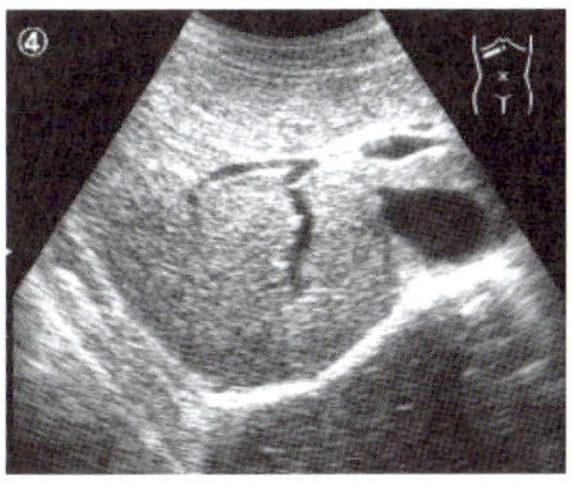

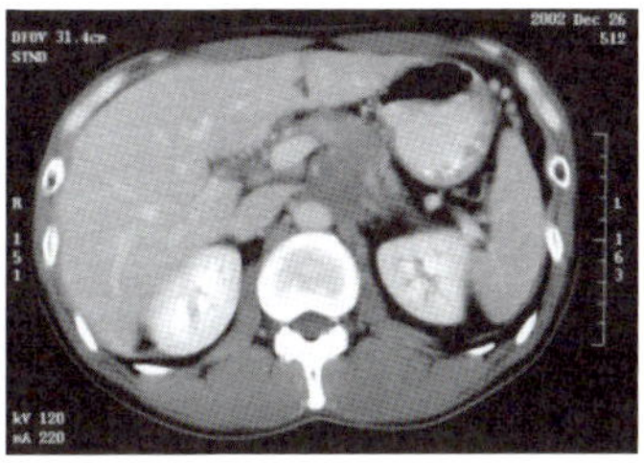

・簡単に行える　　　　・得られる情報が多い　　　　・CTを補う

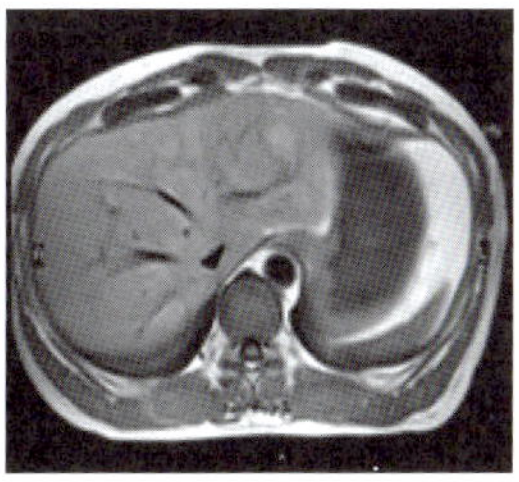

図 I-7　肝臓疾患の画像診断

2 肝臓にどれくらいの力が残っているか（肝予備能）を調べる検査

　肝臓は沈黙の臓器といわれるように，大容量の機能を有するためよほど悪化しないと症状は出ません．今まで述べたような生化学検査の数値だけでは，実は肝臓の機能がどれだけ残されているか（肝予備能）を推定するのは不十分です．そこで以下の検査が有用になります．

　からだに必要なタンパク質のほとんどが肝臓で作られます．アルブミンと凝固因子はその代表です．アルブミン値は通常の生化学検査項目に入っていますのですぐわかります．肝疾患の患者でアルブミンが低いのは肝予備能が低下している可能性を示します．しかしアルブミンは単純に栄養の指標でもありますので，その評価には食事をどれくらいとれているかなど栄養状態を考慮する必要があります．ほかの検査の異常がなくアルブミンだけが低いのは，栄養状態の低下を示す場合がほとんどです．

　血液の凝固は凝固因子の連鎖反応の結果，フィブリンができることで起こります．実はこの凝固因子のほとんどが肝臓で作られます．したがって，凝固因子活性を測ることで肝予備能を知ることができます．特にプロトロンビン時間（PT）という検査がよく用いられます．これは肝臓で作られる凝固因子を特に反映する検査です．しかし凝固活性異常はワーファリンなどの抗凝固薬投与時や血友病などの先天的な凝固因子欠損の場合でもみられますので注意が必要です．

3 その他の検査──肝炎ウイルス検査など（図 I-8）

　B型肝炎やC型肝炎ウイルスの有無は血液検査でわかります[2]．B型肝炎ウイルスに関

9

第 I 編　肝疾患の基礎知識

■ HBV のウイルスマーカー検査

HBs 抗原	HBV の感染を示す（スクリーニング検査）
HBs 抗体	HBV の中和抗体　ワクチン効果判定
HBc 抗体	HBV の過去ないし現在の感染
HBe 抗原	HBV の活発な増殖
HBe 抗体	HBe 抗原セロコンバージョン後
HBV DNA	HBV のウイルス量，感染性

■ HCV のウイルスマーカー検査

HCV 抗体	HCV の過去ないし現在の感染を示す（スクリーニング検査）
HCV RNA	HCV のウイルス量
HCV サブタイプ（グルーピング）	HCV の型（日本では 1（b）ないし 2 型）

図 I-8　HBV，HCV のウイルスマーカー

連した抗原・抗体はいくつかありますが，そのうちの HBs 抗原という検査項目で感染の有無を判定します．C 型肝炎は一般的に HCV 抗体でみます．この抗体は感染を予防することのできる中和抗体（たとえば HBs 抗体のようなワクチンでできる抗体）ではなく，ウイルス感染を示唆する抗体です．エイズウイルスの抗体（HIV 抗体）や母乳感染が有名なヒト T 細胞白血病ウイルス抗体（HTLV-1）も HCV 抗体と同じように感染を示すものです．

　HBs 抗原や HCV 抗体の検査は専門の機器を有するある程度の規模の病院であれば，ごく少量の血液で 1 ～ 2 時間足らずで結果がわかります．

　これら肝炎ウイルス検査は肝臓の病気を疑われた時に病院で調べるだけではなく，人間ドックの時，あるいは，検診，手術や内視鏡検査の時にも調べることが多いので，ある程度の年齢の成人であれば，過去に 1 回は検査している可能性が高いです．

　これらの検査は，肝炎のスクリーニング検査ですので，最終的な肝炎ウイルスの確定診断になるとは限りません．特に HCV 抗体は抗体検査ですので，PCR（核酸増幅反応）を用いた C 型肝炎のウイルス RNA 検査の確認が必要になります．HCV 抗体価が低い時にはしばしば PCR 法でも HCV RNA（HCV のウイルス量，感染力を示す）は検出されません．このときは抗体の偽陽性反応（真の陽性ではないこと）か，過去に感染していたが，その後治療によって治癒したと考えられる状態であると解釈されます．PCR で HCV RNA が陰性でも検査感度の限界があり，全くウイルス量がゼロであるとは断定できません．しかし，PCR で HCV RNA が陰性であれば，実際の感染リスクは事実上ないと考えられます．現在，C 型肝炎は治療の進歩によってほとんどの患者が治癒する時代に突入しています．これら C 型肝炎が治った患者では，HCV 抗体は陽性のままですが，HCV RNA は陰性であり，実際は感染のリスクはほとんどありません．

　B 型肝炎の患者も同様に考えます．つまり HBs 抗原が陽性でも，PCR による HBV

肝疾患を理解しよう 02

DNA（HBVのウイルス量，感染力を示す）が陰性であれば感染力はきわめて低いと考えてよいでしょう．

　その他肝疾患に関連した検査として肝癌の腫瘍マーカーであるα-フェトプロテイン（AFP）やPIVKA Ⅱ（ピブカツー）があります．肝癌の診断や大きさの推定に用いられます．

■ 参考文献

1）西田次郎，小島孝雄，大久保 直編：歯科のための内科学　第4版．南江堂，東京，161-166，2018.
2）鈴木文孝：技術講座 免疫 肝炎ウイルス関連検査（抗原，抗体，DNA，RNA検査）．検査と技術 44（12）：1158-1162. 2016.

CHAPTER

03 歯科医院で知っておきたい 肝疾患患者の症状

　歯科医院において患者は問診後，診療ユニットに座り，歯科治療を受けるという順序で診察を完了します．診療中は顔や頸部，手足の先などが目に入りますので，それらの状態から推測できる肝疾患の徴候も重要になります（図I-9）．

1 肝疾患の自覚症状

　肝臓は沈黙の臓器といわれるように肝疾患は自覚症状が乏しいことが特徴です．B型やC型慢性ウイルス性肝炎（キャリア）の人にもいえます．これらの患者でもAST/ALTが高い人から低い人までさまざまです．たとえば，だるさや倦怠感などの症状があっても，慢性的に継続しているものであり漠然としているため，歯科診療の時にあえて申告するような程度の症状ではないと考えています．また，肝疾患では発熱することはまれですし，咳や痰などの呼吸器症状や動悸，息切れなどの貧血や循環器系の訴えも肝臓病の症状ではありません．

　慢性肝炎が進行すると肝硬変に移行します．実は肝硬変になっても多くの患者は元気で，明らかな自覚症状のない場合がほとんどです．これを症状が出ていない"代償期の肝硬変"といいます．

　この状態がさらに進行して"非代償期の肝硬変"に移行すると，黄疸，腹水，さらには脳症という意識障害がみられることがあります．

1 肝疾患の他覚症状

　黄疸は皮膚にビリルビンが沈着した状態です．眼球結膜は通常は白いため，黄疸を最も判定しやすい部位です．歯科医療でも観察しやすい部位です．非代償期の肝硬変以外にも急性肝炎（肝炎を起こしたばかりの急性期でAST/ALTの上昇が大きい）や，胆管や膵臓の結石や腫瘍によるもの（閉塞性黄疸）で生じます．

　腹水状態は，非代償期の肝硬変で最もよくみられる症状です．なかなかイメージしにくいですが，大量に腹水があると，いわゆる"カエル腹"という状態になり，へそが飛び出てくるような状態になるような患者もいます．しかし，ある程度腹水があっても，衣服を脱がない歯科医療で気づくのは難しいでしょう．むしろ足の浮腫のほうがわかりやすいかもしれませんが，靴下を履いているとわかりにくいです．また，浮腫は心不全でも生じます．

　血中のアンモニア上昇によって起こる肝性脳症という意識障害（ぼーっとしてコミュニ

歯科医院で知っておきたい肝疾患患者の症状 03

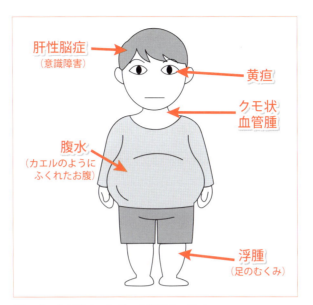

図Ⅰ-9　歯科診療で気がつく肝臓病のサイン

ケーションがとりにくいなど）も非代償期の肝硬変の症状ですが，ひどくなれば歯科受診はできません．黄疸や腹水，脳症を生じているような肝硬変の患者は，入退院を繰り返していることが多いので病歴聴取が参考になります．

　また，そのほかにも歯科医療従事者による視診でわかるような肝硬変の皮膚症状もあります．クモ状血管腫はクモの足のような形をした皮疹が前胸部などにみられます．また，手掌紅斑は手のひらがベタっと赤くなるもので，ともに肝硬変の皮膚症状にあたります．

　また，まれですが進行した肝硬変患者には肝性口臭という独特の口臭がすることがあります．

CHAPTER 04 ウイルス性肝炎

1 ウイルス性肝炎にはどのようなものがあるのか

　肝臓に感染して肝炎（肝臓の炎症）を起こす肝炎ウイルスにはＡ～Ｅまでの５種類が知られています[1]（表Ⅰ-2）．Ａ型肝炎とＥ型肝炎は食物などから感染する（経口感染）もので，急性肝炎の原因になりますが，インフルエンザのように一過性で終わり，持続感染（慢性感染あるいはキャリア）になることは一般的にはありません．いわば"肝臓のインフルエンザ"とでもいうものでしょうか．症状としては黄疸や発熱，全身倦怠感，食欲不振を訴えます．まれに重症化することがあり，脳症（意識障害）が起こるものは劇症肝炎といって致命的になる場合があります．

　歯科医療で問題になるのはＢ型肝炎とＣ型肝炎です．これらは血液や唾液などの体液を介して感染します．Ａ型やＥ型のように急性肝炎になっても一過性感染で終わることもありますが（図Ⅰ-10A），持続感染（慢性肝炎，キャリア化）することが多いことが特徴です（図Ⅰ-10B）．持続感染を放置すれば，一部の例は慢性肝炎から肝硬変に移行します．特にこのような例では肝癌の合併が問題になります．

2 Ｂ型肝炎とＣ型肝炎の違いは？

　Ｂ型肝炎ウイルス（HBV）とＣ型肝炎ウイルス（HCV）はともに血液や体液を通じて感染し，慢性肝炎（キャリア状態）となり肝硬変や肝癌の原因となることでは共通しています．しかし，ウイルス自体の性質や感染経路など多くの点で異なっています．HBV はウイルス本体の核酸は DNA ですが HCV は RNA です．

　キャリア状態になる感染のきっかけに関しては，HBV は主に母親から出産時に赤ちゃんに感染する垂直感染ですが，近年，HBV は大人になってから性交渉などで感染することが問題になっています．このときは急性肝炎（時に劇症化します）を起こすことが多い

表Ⅰ-2　肝炎ウイルス

	感染経路	病気	肝硬変，癌
Ａ型	経口	急性	なし
Ｂ型	血液，体液	急性＋慢性	あり
Ｃ型	血液，体液	急性＋慢性	あり
Ｄ型	血液，体液	急性＋慢性	
Ｅ型	経口	急性	なし

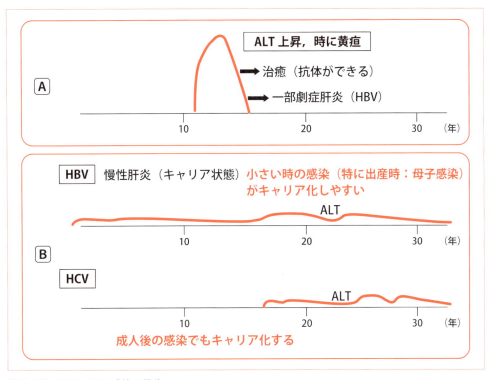

図I-10 HBV, HCV感染の推移
A：急性肝炎
B：慢性肝炎（キャリア）

ですが，慢性化はあまり起こりません．HCVは大人になってから感染する水平感染が圧倒的に多いです．

感染力は，針刺し事故における感染リスクなどを指標にするとHBVが最も強く，HCV，HIVの順に続きます．

3　B型肝炎ウイルス（HBV）キャリアの経過は？

前述したように献血者のデータではB型肝炎のキャリアは日本で約0.2％と報告されています．治療やワクチンの成果によって感染者の数は減ってきています．しかしこの数値を実際の診療において考える場合，考慮にいれるべきことがいくつかあります．B型肝炎キャリアの成立の最も主要な原因は，日本では母から子への垂直感染です．キャリアの母親から出産時に産道を通ってくる時に若干の血液が赤ちゃんの血液に入り，免疫が不十分な赤ちゃんは持続感染（キャリア）になってしまいます．しかし，日本では1985年からこれを防ぐため，すべてのキャリアのお母さんには，公費で赤ちゃんに対する感染予防措置（免疫グロブリンとワクチン）がなされるようになりました．したがって，1985年以降に生まれた人（2019年時点で34歳未満）達のキャリアの頻度はきわめて低く，先に

第 I 編　肝疾患の基礎知識

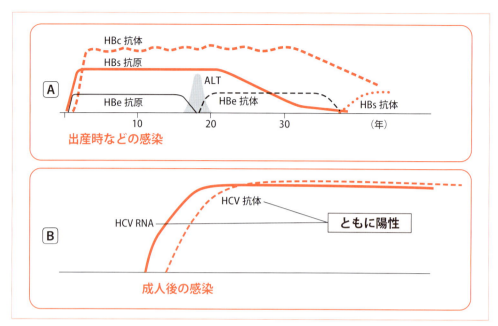

図 I-11　B 型慢性肝炎（A）・C 型慢性肝炎（B）のウイルスマーカーの推移

述べた献血者の HBs 抗原陽性率の低下に影響しています．

　また，後でも述べますが B 型肝炎に対しては治療薬が進歩しました．副作用がなく長期に内服できるため，内服しているほとんどの患者において血液中の HBV のウイルス量はきわめて低い状態で維持されています．したがって，歯科診療においても問診でどのようなお薬を内服しているかを聴き取ることは重要です．

　一方 HBV は性感染症でもあります．近年問題になっているのは若い人の間で，主に性交渉によって HBV に感染することが増えていることです．HBV の感染力は非常に強く，若い人だから HBV の感染は大丈夫と考えるのは早計です．

　肝炎ウイルスのウイルスマーカーの推移を示します[2]（図 I-11）．たとえば垂直感染で赤ちゃんの時に感染したと仮定したものとして考えます．

　一般的にその人がキャリアであることを示す HBs 抗原はずっと陽性であることが多いのですが，比較的人生の後半になって HBs 抗体に移行する人もいます．B 型肝炎の抗原には HBe 抗原という抗原もあります．若い頃，あるいは感染した最初の頃はこの抗原が陽性です．このときは HBs 抗原，HBe 抗原ともに陽性であり，最も HBV のウイルス量が多く感染力が強いです．その後ほとんどの例で，10 歳代から始まって 30 歳代くらいまでに HBe 抗原が HBe 抗体に変化します（セロコンバージョン）．セロコンバージョン後は，HBs 抗原陽性，HBe 抗原陰性，HBe 抗体陽性となります．この状態は HBe 抗原陽性に比べて感染力は低いですが，依然 HCV に比べても強い感染性を有しています．

　ワクチンによって誘導される抗体は HBs 抗体で，これは感染予防をする中和抗体です．けれども，一般に HBs 抗体が陽性だった場合，ワクチンの接種歴がなければ，過去の感染既往を表します．一方，HBc 抗体は過去ないし現在の HBV 感染を示す感染抗体です．

ウイルス性肝炎 CHAPTER 04

4 C 型肝炎ウイルス（HCV）キャリアの経過は？

　B 型肝炎ウイルスキャリアは主に母子感染など，免疫力が不十分な時に感染するのに対して HCV キャリアは，母子感染は非常にまれであり，ある程度大人になってから感染した人が多いです．HBV が大人になってからの感染ではキャリア化することは少ないのに比べると対照的で，5 割以上が持続感染（慢性感染，キャリア化）すると考えられます．

　HCV が同定されたのは 1989 年です．その後すぐ輸血血液のスクリーニングに HCV 抗体検査が導入され，輸血後肝炎が激減しました．それまでは，輸血によって肝炎になる人が後を絶たず，これによって慢性感染，キャリアになったのです．同じく HCV が発見される前は，さまざまな理由で感染が起こったと考えられます．医療現場でも針の使い回しなどによって感染が起こったという話もあります．

　しかし，輸血血液での HCV 検査が行われ，また，医療安全の考えが浸透するにつれ，新しい HCV 感染者はほとんどなくなりました．HCV 感染者は高齢になるほど高率にみられ，40 歳代くらいより若い感染者はきわめて少ないです．

5 B 型肝炎ウイルス（HBV）キャリア，C 型肝炎ウイルス（HCV）キャリアではどのように病気が進むのか

　HBV と HCV は院内感染上の大きな問題です．一方，病気がどのようにして進行していくのかを理解することは治療を理解するうえでも重要な知識です．

　ともに，それまで感染のなかった人が針刺し事故などで感染した場合，急性肝炎を起こします．急性肝炎では肝臓が急に傷害されますので AST/ALT が急激に上昇します．一部の例では黄疸が現れますので，入院が必要な状態であると判断されます．またその中でも劇症肝炎といって命にかかわる病気になることがあります．脳症という意識障害が劇症肝炎の診断の鍵になります．HBV は劇症肝炎になる頻度が高いですが，HCV はまれです．

　一方，実際は感染しても症状が軽く，気づかないうちに肝炎が治ってしまう例も多いようです．その場合 HBV の場合は HBc 抗体± HBs 抗体が過去の感染の名残として残ります．実際，何の自覚症状もないまま，偶然 HBc 抗体が陽性であることに気づく人も多いです．日本人の HBc 抗体± HBs 抗体陽性率は 23％と報告されています[3]．このうちほとんどの人は自分が過去に B 型肝炎に感染したことに気づいていません．

　HCV の場合は先に述べたように半数以上の人がキャリア化し，慢性肝炎となります（図 I-11）．

　実際，歯科医は HBc 抗体の陽性率が高いという報告があります[4]．診療中に気づかないうちに感染している可能性も否定できないのです．

　肝臓の病気の進行は，肝臓という臓器に備わった大きな機能と密接な関係があります．それは，肝臓は炎症によって線維化が起こることと，肝細胞には旺盛な再生能力があるこ

第 **I** 編　肝疾患の基礎知識

とです．炎症による肝細胞の破壊は AST/ALT に上昇によって反映されます．

　自覚症状が乏しくても，炎症が続いて AST/ALT の異常が長期に及ぶと，肝臓の線維化が進行し（硬くなる），最終的には肝硬変に移行します．またその間，旺盛な肝細胞の再生能力が逆に作用してしまい，その結果，肝癌が起こりやすくなってしまいます．HBVと HCV のウイルス増殖を抑制し，肝臓の炎症と線維化を防ぎ，肝癌の発生を抑えることが以下に述べる治療の最終目標です．

6　B 型肝炎，C 型肝炎の最新治療

　HBV，HCV ともに近年目覚ましく治療法が進歩しています．ともに副作用の少ない内服薬投与によって，ウイルス長期にわたって効果的に抑えることができるようになっています．しかし HBV と HCV は全く異なったウイルスであり，その本体である核酸の種類も HBV は DNA であるのに対し，HCV は RNA です．したがって，ウイルス増殖を抑制する薬剤の作用も全く異なります．このように HBV の治療に用いられる薬剤と HCVの薬剤は全く異なるもので独自の発展の歴史を有しています．

　HBV，HCV ともに長い間治療薬の主流はインターフェロンという注射薬でした．インターフェロンは効果的な薬剤ですが，治療効果は理想的といえるものではなく，さらに強い副作用があるため，どのような患者に適切に投与するかについては長い間議論が続けられました．ほかの薬剤が進歩したため，今は HBV の感染者のうち若い患者の一部に用いられる以外は投与されることはなくなりました．

1　B 型肝炎の治療（図 I -12）

　実は HBV は HCV ではなく HIV に近縁のウイルスです．ともにウイルスの核酸が増えていくときに逆転写酵素という酵素を使用することが共通しています．したがって，HBV の内服薬と HIV の薬には共通の薬がありました．実際，1990 年代に，HBV に対して最初に投与されたラミブジンという内服薬は，実は HIV に対する薬剤でもありました．両方とも逆転写酵素の阻害薬に属します．

　その後 HBV に対する逆転写酵素阻害薬は安全性，効果とともに進化を遂げました[5]．

　ウイルスは非常にずる賢いものです．自分の増殖にかかわる酵素が阻害された時，その阻害効果をなくするような変化（核酸の変異）を遂げます．この変異（耐性変異）を獲得すると，薬剤の効果が失われウイルスが再び増え始めます．最初に使われたラミブジンはこの耐性変異を誘発しやすく，ウイルスの再増殖が起こり大きな問題でした．現在では薬剤が耐性変異を起こしにくいものに進化して，非常に安全に長期に投与され，HBV が増えるのを抑えることができます．

　現在使用されているエンテカビル，テノフォビル，ベムリディがそれらに相当します．これらはいずれも耐性変異をきたしにくいものです．

ウイルス性肝炎 04

> ・内服薬（HBV の複製阻害薬）
>
> エンテカビル（商品名：バラクルード，エンテカビル）
>
> テノフォビル（商品名：テノゼット，ベムリディ）
>
> 1日1錠，ウイルスの抑制効果良好

図Ⅰ-12　B 型肝炎の内服治療薬
ほとんどの人が長期（数年）に内服している．肝硬変，肝癌の発生予防効果が
認められている．

　しかし，HBV には HCV にはない治療の大きな問題があります．HBV はその性質上，
細胞の中に潜伏する分子型があり，長期に抗ウイルス薬を投与したときもそれらは排除で
きず，中止すると再燃する例が多いのです．たとえば4〜5年内服しても，中止後再び
HBV が増える例があります．では，いったいいつまで投与すれば完全に中止できるので
しょうか？　まだよくわかっていません．

2　C 型肝炎の治療

　HCV の治療の進歩（図Ⅰ-13）は HBV よりも劇的です[6]．このウイルスが同定され
た 1989 年からわずか 30 年で，研究の進歩によって，100％に近い例で HCV をほぼ体内
から除去できる時代になりました．大きな医学の成果といえるでしょう．

　HCV の治療の進歩について述べる前に必要な知識があります．HCV はきわめて多様
なウイルスですが，ウイルス進化の歴史の中でサブタイプという型別に分類されるように
なりました．サブタイプは大きく6つありますが，世界の地域ごとに特有な分布をして
います．日本では，ほとんどすべての患者がサブタイプ1の b（1b）と2に感染してい
て，ほかのサブタイプはきわめてまれです．さまざまな HCV の薬剤はその効き方が 1b
と2型で異なります．たとえば，ずっと治療の主役であったインターフェロンはサブタ
イプ2が 1b よりも治りやすかったのです．

　その後ウイルスの増殖の仕組みがわかってくるうちに，各々のウイルスタンパクを特異
的に阻害する薬剤が発見され，使用されるようになりました．それらは内服薬であり，当
初インターフェロン注射と併用されていましたが，その後（2014 年），それら内服薬だけ
で C 型肝炎が治る時代になりました．

　しかし，当初は問題もありました．HBV の項で述べた耐性株の問題です．薬の効かな
いタイプのアミノ酸配列をもったウイルスには効果が乏しく，逆に治療中にさらに新しい
耐性を獲得することすらありました．しかし，内服薬の改良によって，耐性のできにくい
優れた HCV の薬剤が次々に保険認可されました．また，2017 年からこれらの耐性株に

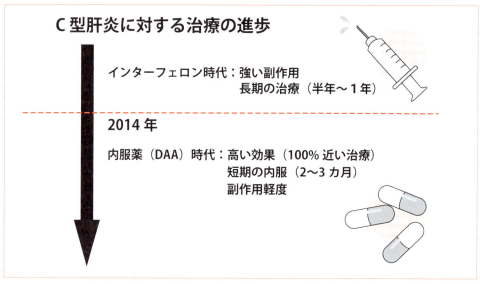

図 I-13 C型肝炎に対する治療の進歩

対しても効果のある，特効薬の内服薬が登場しました．これは，1bにも2にも同等の効果を発揮する点で画期的です．これによってほぼ100%の患者でHCVが排除されるようになりました．

HCVはHBVとは異なり，細胞内に潜伏している分子型が存在しません．したがって，完全にウイルスを排除することができるのです．今現在使用できる内服薬はわずか2～3カ月の投与で済み，HBVのように長年にわたり治療を継続する必要はありません．また，内服薬で副作用も乏しいため，高齢者や，ほかにさまざまな疾患を有する人でも，安全に投与することができます．

このようにHBV，HCVともに優れた内服薬が登場しましたが，問題点もあります．その1つが薬価です．いずれも非常に高価な薬剤なのです．しかし，国は肝炎の患者を救済するため，治療費の公的助成制度を運用しています．資格を有する医師が申請すれば，患者は治療費の補助を受けることができます．

7 B型肝炎ウイルス（HBV）の再活性化（図I-14）

感染した細菌やウイルスが，一度治癒したように見えても，長い間体内に潜伏し（潜在感染），加齢，体力や免疫力の低下に伴って再度病気を引き起こすことを再活性化といいます．一番よく知られているのが水痘・帯状疱疹ウイルスです．子どもの時に水痘（水ぼうそう）にかかると，そのウイルスが神経節に潜み続け，高齢になったり，体力低下に伴って，帯状疱疹という痛みを伴う発疹を体幹を中心に生じます．口唇ヘルペスも同じように体調が悪いときに再発します．これらは回帰感染ともよばれています．

ウイルス性肝炎 04

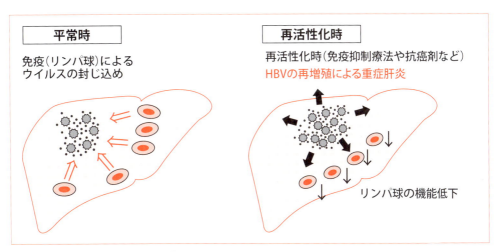

図Ⅰ-14　B型肝炎ウイルス（HBV）の再活性化

　HBVにも再活性化があることが分かっており，大きな問題となっています[7]．特に抗癌剤や免疫抑制剤を使用した患者では，免疫力が極端に低下するため，再活性化が起こります．これまで述べたように，HBV感染はHBs抗原で判断します．再活性化現象はHBs抗原陽性のキャリアのみならず，過去にHBVに一過性に感染した健常人（HBV既往感染者，HBc抗体が陽性）にも起こることがあり，大きな問題になっています．きっかけはリツキ酸という悪性リンパ腫の治療薬によって，HBs抗原が陰性で全く正常な人が，HBVに感染したわけでもないのに，致死的なB型肝炎を発症することが報告されたことです[8]．以来，社会的注目を浴びるようになりました．この再活性化はもともといろいろな病気に罹患している人に起こりますので，健常人が急性B型肝炎にかかるよりも予後が悪いのです．抗癌剤のみでなくステロイドを含む免疫抑制剤を内服している人でも再活性化のリスクがあります．

　再活性化では重症のB型肝炎が，一見正常なHBs抗原陰性の既往HBV感染者に起こることが問題ですので，患者が入院している場合でも診断が遅れることがあります．それは血液内科や外科など肝臓専門医以外の科での治療が契機になって発症するためです．

　HBV既往感染者では，ほとんどの場合HBs抗原が陰性でもHBc抗体が陽性ですので，再活性化のリスクがあるような薬を投与する場合は，事前にこれらのHBVマーカーを調べ，経過観察することが必要です．一般人におけるHBc抗体陽性者の頻度は，加齢とともに増加し，先に述べたように一般人の約20％が陽性という報告もあります[3]．再活性化リスクのある治療をする場合，院内のすべての医師に注意勧告をするような電子カルテ上のシステムを設定している病院もあります．初めからHBs抗原が陽性の人や，抗癌剤や免疫抑制剤を開始した途中からHBVが陽性になった人には，抗HBV薬の内服を開始します．

　耳鼻科領域で抗癌剤を投与するときには，そのリスクは血液内科の癌などに比べれば低いですが報告されています[9]．したがって口腔外科領域でもリスクはないとは言い切れま

第 I 編　肝疾患の基礎知識

せん．この事実を知らないと，万が一重症な B 型肝炎をきたした場合，医療訴訟になる可能性もありますので，HBV の再活性化の知識を身につけておくべきです．ちなみに HCV 感染者にこのような治療が行われる場合も肝疾患の増悪に注意は必要ですが，HBV のリスクに比べれば問題視されないことがほとんどです．

■ **参考文献**

1) 西田次郎，小島孝雄，大久保直編：歯科のための内科学　第 4 版．南江堂 , 166-170，2018.

2) 八橋 弘：血液伝播するウイルス肝炎 B 型肝炎　HBV キャリアの自然史．医学のあゆみ．262(14) 1311-1316. 2017.

3) Kusumoto S, Tanaka Y, Mizokami M, Ueda R：Reactivation of hepatitis B virus following systemic chemotherapy for malignant lymphoma. Int J Hematol. 90(1) 13-23, 2009.

4) Nagao Y, Matsuoka H, Kawaguchi T, Ide T, Sata M：HBV and HCV infection in Japanese dental care workers. Int J Mol Med. 21(6) 791-9, 2008.

5) 新海 登：ウイルス肝炎 【実地診療に活用したいウイルス肝炎の最新情報】治療　より有効な治療薬の使い方　B 型肝炎アナログ治療　Update. Medical Practice 34(5) 817-820, 2017.

6) 平松直樹：ウイルス肝炎のすべて】血液伝播するウイルス肝炎　C 型肝炎　C 型慢性肝炎に対する抗ウイルス療法．医学のあゆみ．262(14) 1387-1392, 2017.

7) 日本肝臓学会：免疫抑制・化学療法により発症する B 型肝炎対策ガイドライン．日本肝臓学会ホームページ.

8) Hui CK, Cheung WW, Zhang HY, Au WY, Yueng YH, Leung AY, Leung N, Luk JM, Lie AK, Kwong YL, Liang R, Lau GK. ：Kinetics and risk of de novo hepatitis B infection in HBsAg-negative patients undergoing cytotoxic chemotherapy. Gastroenterology. 2006 131:59-68.

9) Lv JW, Chen YP, Huang XD, Zhou GQ, Chen L, Li WF, Tang LL, Mao YP, Guo Y, Xu RH, Ma J, Sun Y.：Hepatitis B virus screening and reactivation and management of patients with nasopharyngeal carcinoma: A large-scale, big-data intelligence platform-based analysis from an endemic area. Cancer. 123:3540-3549. 2017.

CHAPTER 05 脂肪肝

　脂肪肝は，肝細胞に中性脂肪が過剰に蓄積した状態であり，脂肪肝による肝障害の総称として脂肪性肝疾患とよばれています．脂肪肝の多くは，生活習慣の乱れから発病することが多く，過度の飲酒，栄養過剰や運動不足による肥満などが主な原因とされます．

　近年，肥満者の増加により，アルコール多飲以外の原因で起こる，**非アルコール性脂肪性肝疾患**（Non-alcoholic Fatty liver Disease: NAFLD）が注目されています．非アルコール性脂肪性肝疾患は，肝細胞に脂肪沈着のみがみられる**単純性脂肪肝**（simple steatosis）と，脂肪沈着に加え炎症と肝線維化を伴う**非アルコール性脂肪性肝炎**（Non-alcoholic Steatohepatitis: NASH，図Ⅰ-15）に大別されます．単純性脂肪肝の予後は良好ですが，非アルコール性脂肪性肝炎は進行性の経過をたどり，肝硬変や肝癌に進展する例もあり，予後不良の看過できない疾患です．非アルコール性脂肪性肝炎は，続発性にも発症しますが，その大多数は内臓脂肪蓄積型肥満によるインスリン抵抗性を基盤として発症し，生活習慣病としての糖尿病，高血圧症，脂質異常症などを伴うことが多く，メタボリック症候群の肝臓における表現型としてもとらえられています．

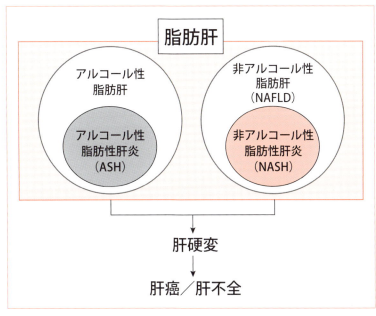

図Ⅰ-15　脂肪肝

第 Ⅰ 編　肝疾患の基礎知識

1 わが国における非アルコール性脂肪性肝疾患の現況

　わが国では，肥満人口の割合が男性を中心に増加しており，最近の厚生労働省の国民健康・栄養調査では，体格指数（BMI）25 以上の肥満者の人口に占める割合は，男性で約 30％，女性で約 20％程度とされています．それに伴い，内臓脂肪蓄積型肥満によるメタボリック症候群該当者や予備群が増加し，さまざまな生活習慣病のリスクを有する者が増加しています．脂肪肝については現在，一般成人健診受診者の約 20 ～ 30％が非アルコール性脂肪性肝疾患を有しているとされ，成人の少なくとも 1％に非アルコール性脂肪性肝炎罹患者がいると推定されています [1]．

2 非アルコール性脂肪性肝炎の発病メカニズム

1 脂肪沈着による脂肪肝の形成

　脂肪肝は，肝における中性脂肪の合成亢進，脂肪酸の酸化能低下およびリポタンパクの分泌低下などにより，中性脂肪の肝への過剰蓄積により生じます．

　脂肪肝が生命に危険を及ぼす非アルコール性脂肪性肝炎へと進行する要因として，内臓肥満により病的に肥大化した脂肪細胞からの脂肪性（アディポ）サイトカイン分泌の不均衡が影響しています．肥大化した脂肪細胞からは，TNF-α，レジスチンなどのインスリン抵抗性を惹起する脂肪性サイトカインが産生分泌されると同時に，アディポネクチンなどのインスリン感受性サイトカイン産生が低下し，骨格筋や肝臓におけるインスリンのシグナル伝達が阻害され，インスリン抵抗性が惹起されます．アディポネクチンは，インスリン感受性を高め，炎症および動脈硬化症の進展のいずれにも抑制的に作用することが知られていますが，さらに，肝においては脂肪沈着や肝線維化を抑制することが示されています [2,3]．インスリン抵抗性下の肝臓では，脂肪組織の増大と相まって，門脈からの遊離脂肪酸（FFA）の肝内流入量は増加します．ステロール調節配列結合蛋白質 -1（SREBP-1）は，肝においてはインスリンによる転写調節を受け脂肪酸合成にかかわり，それが高インスリン状態下で活性化されると肝における脂肪酸合成は増加します．

　また，中性脂肪の細胞外移送にかかわる酵素の転写阻害なども肝に過剰な脂肪沈着を招く一因となります．これらが重複して脂肪肝が形成されます．

2 炎症惹起による脂肪性肝炎の発症

　脂肪肝に炎症が加わると非アルコール性脂肪性肝炎が発症します．肝では種々の代謝に伴って活性酸素種（ROS）が発生しますが，活性酸素種の過剰産生は核酸に傷害を与えるため，肝は活性酸素種を消去する生体防御的な抗酸化システムを兼ね備えています．活

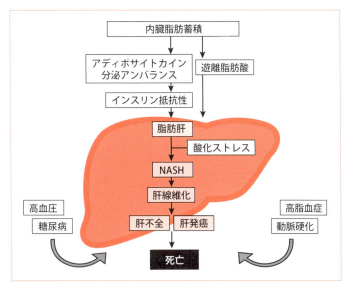

図Ⅰ-16 非アルコール性脂肪性肝炎（NASH）の成り立ちと経過

性酸素種が抗酸化物質の働きを上回ると，酸化ストレスとして，癌化や炎症などのさまざまな病態の形成に関与します．非アルコール性脂肪性肝炎は，インスリン抵抗性により促進された肝脂肪沈着に加えて，酸化ストレスが主に作用し脂肪性サイトカインによる病態の修飾が加わり，肝炎を発症すると推測されています（図Ⅰ-16）．インスリン抵抗性は活性酸素種の産生にも深く関与しています．インスリン抵抗性下の肝において，遊離脂肪酸の肝への流入が増加するとミトコンドリアのβ酸化は飽和し，ペルオキシソームでのβ酸化が亢進し，その過程で活性酸素種の過剰産生を生じます．また，増加する遊離脂肪酸やケトン体により，活性酸素種の産生が促進されます．そして，エンドトキシン感受性が高まっており，腸内細菌由来のエンドトキシンがTNF-αやIL-6などの炎症性サイトカインを誘導し，インスリン抵抗性を増加させるとともに酸化ストレスの一因となります．非アルコール性脂肪性肝炎患者においては鉄沈着の頻度が高いことが知られていますが，鉄が細胞内で活性酸素種を過剰産生し，酸化ストレスを誘導します．日常生活におけるビタミンEなどの抗酸化ビタミンの摂取不足も酸化ストレス増加の誘因となりえます．これらが複合的にインスリン抵抗性下の脂肪肝に加わることで，非アルコール性脂肪性肝炎が発症し，肝臓は脂肪性肝炎から肝硬変，肝発癌に進展すると推定されています．

3 非アルコール性脂肪性肝疾患・非アルコール性脂肪性肝炎の臨床

1 非アルコール性脂肪性肝疾患の診断

脂肪肝の超音波では，肝腎コントラスト［肝臓と腎臓の見え方（明るさ）の違いのこ

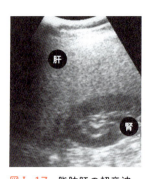

図I-17 脂肪肝の超音波—肝腎コントラスト—
　肝脂肪による高輝度肝．脂肪肝では腎よりも肝が明るく輝いているようにみえる．

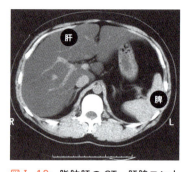

図I-18 脂肪肝のCT—肝脾コントラスト—
　肝脂肪によるCT値低下と脈管明瞭化．

と］，肝内脈管構造の不明瞭化や深部エコーの減衰がみられます（図I-17）．肝腎コントラストは，肝に10％台の脂肪沈着があれば描出可能であるとされます[4]．CTでは，肝臓は脂肪沈着により低吸収域を示すようになり，肝CT値は脂肪量の増大に従い低下します．高度の脂肪肝の単純CTでは，肝内脈管はあたかも造影されているかのように描出されます（図I-18）．肝と脾のCT値比率（L/S比）は，客観的な脂肪肝の目安として有用です．正常者のL/S比は，通常1〜1.4程度と考えられます．約10％程度の肝脂肪沈着で肝CT値の低下判定が可能となることから，L/S比は脂肪肝においては0.85未満となることが報告されています[5]．しかし，非アルコール性脂肪性肝疾患の中で，単純性脂肪肝と非アルコール性脂肪性肝炎を超音波やCTの画像所見で区別することは困難です．非アルコール性脂肪性肝疾患の診断（図I-19）は，超音波やCTなどの画像検査で脂肪肝の所見を有することに加えて，肝障害をきたすほどの飲酒歴がないこと（アルコール量20 g/日以下），ウイルス性・自己免疫性などのほかの肝障害を認めないことによりなされますが，非アルコール性脂肪性肝疾患の中で単純性脂肪肝と非アルコール性脂肪性肝炎の鑑別は，肝生検による組織像でなされます[1]．

2 多数の脂肪肝患者のなかから非アルコール性脂肪性肝炎疑診者をどのように選別するか？

　脂肪肝の症例を診た場合，トランスアミナーゼ値（AST・ALT）の上昇のみでは非アルコール性脂肪性肝炎を予見しえません．非アルコール性脂肪性肝炎の診断には肝生検が必要ですが，実際，全例の脂肪肝患者に侵襲性と合併症の危険性があり，入院を要する肝生検を行うことは不可能です．非アルコール性脂肪性肝疾患のうち，約90％を占める単純性脂肪肝と約10％の非アルコール性脂肪性肝炎を選別する目安として，臨床検査値が役立つことがあります．非アルコール性脂肪性肝炎患者は，その成因を考慮すれば，肥満（内臓脂肪による腹囲増大），糖尿病，高血圧，脂質異常症などのメタボリック症候群に該当する検査値異常を有していることがあります．また，血小板数の低下や血液中の

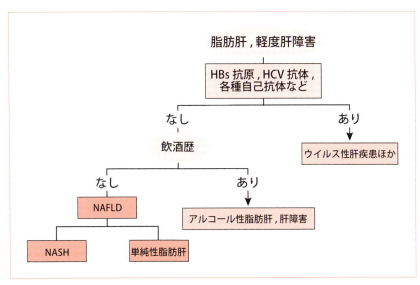

図Ⅰ-19　非アルコール性脂肪性肝疾患（NAFLD）の診断[1]

Mac-2結合タンパク糖鎖修飾異性体（M2BPGi）などの肝線維化マーカーの上昇は、非アルコール性脂肪性肝炎の存在を予見する所見といえます．また、肝線維化の有無を識別する目的で、超音波を用いたフィブロスキャン(p.31参照)による肝硬度の測定も有用です．このような検査値異常を有する脂肪肝では、非アルコール性脂肪性肝炎が疑われます．

3 非アルコール性脂肪性肝炎の臨床経過

単純性脂肪肝は、肝機能検査値異常がみられるものの、高度な慢性肝障害へ進展することはない疾患です．他方、非アルコール性脂肪性肝炎では、脂肪肝に炎症が加わることで、肝線維化を生じ進行性の経過をたどります．非アルコール性脂肪性肝炎の肝組織像は、アルコール性肝障害に類似した像を呈します．すなわち、肝細胞の脂肪化、風船様腫大（ballooning）、肝細胞の変性と壊死炎症反応、肝細胞周囲性の線維化などがみられるのが特徴です．非アルコール性脂肪性肝炎の組織診断について、Bruntは、活動性をgrade 1～grade 3に分け、病期をstage 1～stage 4に分類する方法を提唱しています[6]．非アルコール性脂肪性肝炎は、放置すれば肝硬変から肝不全に至り、あるいは肝細胞癌を合併し、死に至ります．また、肝硬変へ移行すると、肝の脂肪沈着が減弱あるいは消失することがあり[7]、非アルコール性脂肪性肝炎が肝硬変として初めて診断された例では、原因不明の肝硬変と診断されている可能性もあります．非アルコール性脂肪性肝炎は、非アルコール性脂肪性肝疾患の中に約10～20％程度含まれると推定され、治療介入がない場合の予後は5～10年の経過で約5～20％が肝硬変に進行し[1]（図Ⅰ-20）、肝硬変の5年発癌率は約10％程度と推計されています[8]．

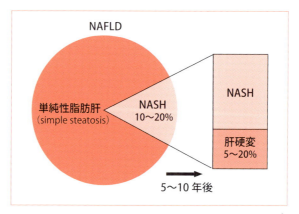

図Ⅰ-20 非アルコール性脂肪性肝疾患（NAFLD）の予後[1]

4 非アルコール性脂肪性肝炎の治療

　非アルコール性脂肪性肝炎の一次治療は，肥満に対する基本治療に準じます．肥満，なかでもメタボリック症候群は，過栄養，運動不足，ストレスなどの環境要因の関与が大きいことから，患者の社会生活を考慮した適切な食事療法と，急を避けた適度な運動療法が中心となります．薬物療法では，患者各々の基礎疾患に応じて，①糖尿病治療薬としてチアゾリジン系のピオグリタゾン，②脂質異常症治療薬のスタチン，エゼチミブ，③高血圧治療薬のアンジオテンシンⅡ受容体拮抗薬，④抗酸化薬のビタミンE，などが用いられています[9]（図Ⅰ-21）．

5 非アルコール性脂肪性肝炎の予後・予防にかかわる歯科診療の重要性

　非アルコール性脂肪性肝炎の成因に酸化ストレスの関与が重要な役割を担っていますが，生活習慣のなかで口腔衛生管理の重要性が示唆されています．Yonedaらは，非アルコール性脂肪性肝炎，非アルコール性脂肪性肝疾患，対照者間で，歯周病原細菌の陽性率を調査したところ，非アルコール性脂肪性肝炎患者は対照者に比べ有意にその陽性率が高い（対照者21.7％ vs. 非アルコール性脂肪性肝炎患者52.0％）ことを報告しています[10]．非アルコール性脂肪性肝炎の進行抑止や発病予防を考えた場合，口腔衛生管理は重要な生活習慣の1つで，非アルコール性脂肪性肝炎介入における歯科診療の重要性を示唆しています．

　わが国の肥満人口の増加に伴い，脂肪肝有病者の増加が見込まれ，非アルコール性脂肪性肝疾患の中でも生命予後不良な非アルコール性脂肪性肝炎患者の増加は深刻な健康問題です．非アルコール性脂肪性肝炎は進行性の肝臓病の経過をたどり肝硬変や肝発癌に至る例もあることから，的確な臨床診断は欠かせません．種々の検査所見から非アルコール性脂肪性肝炎を疑い，正確な診断を行うことは重要です．非アルコール性脂肪性肝炎治療薬の開発が待たれますが，その発病の一次要因である生活習慣の改善が最も大切で，その一環として口腔衛生管理も重要です．

脂肪肝 05

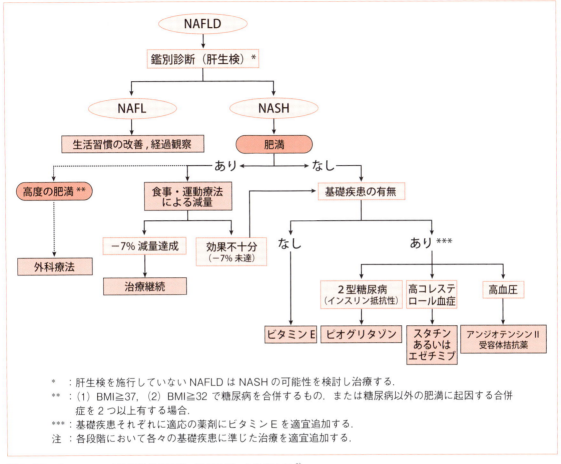

図 I-21　非アルコール性脂肪性肝疾患（NAFLD）の治療方針[9]

■ 参考文献

1) 日本肝臓学会：NASH-2010 診療ガイド.
2) Xu A, et al. J Clin Invest 2003;112: 91-100.
3) Kamada Y, et al.：Gastroenterology 2003;125: 1796-1807.
4) 中島美智子ほか：超音波医学. 1987;14: 456-463.
5) 加藤活大ほか：肝臓. 1984;25：1097-1103.
6) Brunt EM：Semin Liv Dis 2001;21:3-16.
7) Yoshioka Y, et al.：J Gastroenterol 2004;39:1215-1218.
8) Yatsuji S, et al.：J Gastroenterol Hepatol 2009;24:248-254.
9) 日本消化器病学会：NAFLD/NASH 診療ガイドライン 2014.
10) Yoneda M, et al.：BMC Gastroenterol 2012;12:16.

CHAPTER 06 肝硬変・肝癌

1 肝硬変

　肝硬変は，慢性肝疾患の終末像です．肝臓は"沈黙の臓器"と比喩されますが，肝臓には代償機転が備わっており，肝硬変期においても初期の症候は軽微であることも多く，特徴的な症候は肝の代償機転が失われて顕在化します．肝硬変は機能的に代償性肝硬変と非代償性肝硬変に分類されています．非代償期には，高度な肝細胞機能不全と肝線維化が重複し，高度な黄疸，腹水や肝性脳症，静脈瘤などの多彩な臨床症状を呈します．また，線維化が進行した肝臓は，肝細胞癌の好発母地となります．

　わが国では，肝硬変は，C型肝炎ウイルスあるいはB型肝炎ウイルスによるウイルス性肝疾患に起因する例が圧倒的に多いですが，抗ウイルス療法の進歩などにより減少傾向にあり，非B非C型の非ウイルス性疾患に起因する例が，年を追うごとに増加している実態があります．わが国の肝硬変の成因については，大規模な全国調査が行われており，2014年の全国26,293例の調査では，C型（HCV）53.3%，B型（HBV）12.4%，B+C型（HBV+HCV）0.8%，非B非C型では，アルコール性（ALD）17.6%，原発性胆汁性胆管炎（PBC）3.4%，自己免疫性肝炎（AIH）1.8%，非アルコール性脂肪性肝炎を含むその他（Other）10.6%となっています[1]（図Ⅰ-22）．

1 肝硬変の診断

　肝硬変の診断は，超音波ガイド下の経皮的肝生検や腹腔鏡による肝生検などによる組織学的診断によりなされますが，肝生検は入院を必要とし，観血的・侵襲的で出血などの重

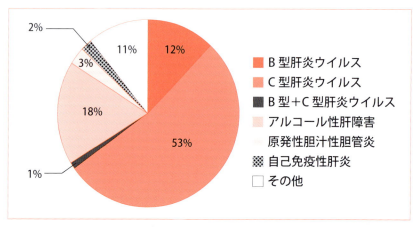

図Ⅰ-22　肝硬変の成因の割合[1]

篤な合併症の危険性もあり，肝生検に代わる検査法による診断が中心となっています．血液検査では，肝細胞機能不全により血清アルブミン値やプロトロンビン時間の低下を示し，肝線維化により血小板数の低下（15万/mm^{3}未満），肝線維化マーカーとしてM2B-PGiやヒアルロン酸などの上昇がみられます．また，超音波を用いた肝硬度測定として，非侵襲的に外来で定期的に線維化の評価が可能なフィブロスキャン（キロパスカル：kPa）が用いられています．

2 肝硬変の合併症（図Ⅰ-23）

　肝硬変の合併症は，非代償性肝硬変期に顕著に現れます．高度の黄疸は肝細胞機能不全に起因し，間接ビリルビン（非抱合型）優位の高ビリルビン血症を示すことがあります．また，肝細胞におけるアルブミン合成能が低下し，肝線維化の進行による門脈圧亢進が加わり，腹水や浮腫が出現します．腹水に細菌感染を伴うと特発性細菌性腹膜炎を呈し重症化します．門脈大循環短絡（シャント）の存在，あるいは便秘などが誘因となり高アンモニア血症を呈し，肝性脳症を引き起こします．肝性脳症により出現する意識障害の程度は

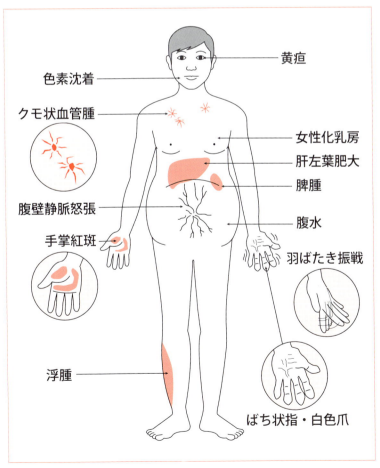

図Ⅰ-23　肝硬変の主な症状

第 **I** 編 肝疾患の基礎知識

幅広く，睡眠覚醒リズムの逆転などの軽微な状態から昏睡状態までさまざまで，見当識障害や計算力低下などが出現すると，他覚所見として特徴的な手の羽ばたき振戦がみられるようになります．肝硬変による門脈圧亢進は側副血行路の形成を促し，胃や食道粘膜下層の静脈が拡張して胃食道静脈瘤を形成します．この破裂による吐血は，肝癌死および肝不全死とともに肝硬変の主要死因の 1 つです．肝硬変の末期においては，腎血流の低下および有効循環血漿量の低下などにより，生命予後不良の腎不全(肝腎症候群)を惹起します．また，肝線維化の進展に伴い，肝細胞癌の合併が高率にみられるようになります．

3 肝硬変合併症の治療

(1) 肝不全に対する栄養療法

肝硬変の代償期では，特段の合併症がなければ生活制限は不要で，食事摂取基準に見合う適量のエネルギーとバランスのよい食事が基本となります．一方，慢性肝不全症候を呈する非代償期には安静を指示します．食塩は 5 ～ 7 g/ 日以下，タンパク質は不耐症がある場合は 0.5 ～ 0.7 g/kg/ 日とし，肝不全用経口栄養剤を併用します．肝不全用経口栄養剤である分岐鎖アミノ酸（BCAA）製剤（p.40 参照）は，肝性脳症やタンパク質エネルギー低栄養状態にある患者に食事療法と併せて有効です．分岐鎖アミノ酸の摂取により，タンパク質合成能を高め低栄養状態を改善するとともに，血中アンモニア濃度の低下，および肝性脳症の改善が期待されます．肝不全用経口栄養剤の使用に際しては，1 パックあたり 200 kcal 程度のエネルギー量があるので，高カロリーにならないよう食事摂取量に注意が必要です．また，非代償期の肝硬変患者では，肝臓のグリコーゲン貯蔵量が減少し慢性エネルギー不足状態にあり，早朝起床時に飢餓状態となるため，就寝前に 200 kcal 相当程度の軽食（LES）を摂取することが有効です．分岐鎖アミノ酸を夜間就寝前補食に用いることも可能です（p.40 参照）．また，肝性脳症やエネルギー低栄養はありませんが低アルブミン血症を有する患者では分岐鎖アミノ酸顆粒製剤やゼリー製剤が有効で，味覚の改善にも有用です[2]．分岐鎖アミノ酸療法を行うことで，栄養・代謝と病態を改善しQOL を向上させるとともに，肝細胞癌の予防[3]や生命予後の改善[4]が期待されます（図I-24）．

(2) 腹水

腹水に対しては，減塩食による塩分制限（2 ～ 5 g/ 日）・水分摂取制限が有効です．利尿薬では，単剤としては抗アルドステロン薬（スピロノラクトン）が第一選択薬ですが，高用量投与時や入院加療時にはフロセミドなどのループ利尿剤の併用増量を行います．血漿膠質浸透圧の改善・利尿薬の効果増強にアルブミン製剤の投与は有効で，難治例には対症的に腹水穿刺廃液・腹水濾過濃縮再静注，腹腔頸静脈シャントなどが行われています．近年，腹水治療薬として，血清アルブミン値の影響を受けにくいトルバプタン（バソプレシン V2 受容体拮抗薬）が既存の利尿薬との併用条件化での使用が推奨されるようになり，腹水治療の選択肢が増えています．トルバプタンは，腎集合管の V2 受容体におけるバソプレシンの結合を選択的に阻害することにより水の再吸収を抑制し，水利尿作用により腹

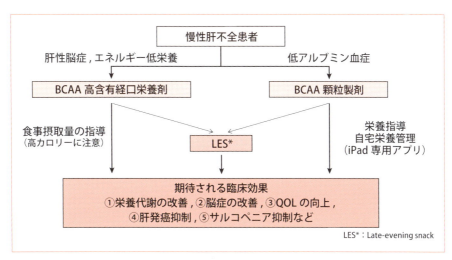

図 I-24　慢性肝不全に対する分岐鎖アミノ酸（BCAA）療法

水貯留を改善します．本剤使用時の留意点は，急激な水利尿からの脱水症状や高ナトリウム血症であり，意識障害や重症の脳疾患として橋中心性髄鞘崩壊症などをきたすおそれがあることから，入院で開始または再開することです．トルバプタンは，腎機能が保持されている例でより有効な体重低下が認められることから，高度な腎不全を合併しない時期から使用することが望ましいとされます．

(3) 肝性脳症

　肝性脳症に対する食事として，低タンパク食は顕性の肝性脳症の治療に用いても，肝硬変の予後を悪化させるので長期管理として行いません．肝性脳症の治療薬としては，分岐鎖アミノ酸輸液および経口投与が推奨されていますが，近年，カルニチン製剤の投与が考慮されるようになりました．肝硬変患者におけるカルニチン欠乏の機序としては，肝細胞機能不全によるカルニチン産生量の低下や肉・乳製品などのカルニチン含有食品の摂取低下に由来すると推定されています．カルニチン投与によりミトコンドリア機能障害の改善が期待され，尿素サイクル活性化による高アンモニア血症の改善が期待されます．また，カルニチンはミトコンドリアでの脂肪酸β酸化を促進することから脂肪沈着を抑止し，非アルコール性脂肪性肝炎による肝硬変に対しても有効性が期待されます．また，分岐鎖アミノ酸およびカルニチンに加えて，非吸収性合成2糖類のラクツロースによる腸内pH低下によるアンモニア吸収抑制，難吸収性抗菌薬による腸内細菌のアンモニア産生抑制も有効です．特に肝性脳症における高アンモニア血症治療薬として，難吸収性リファマイシン系抗菌薬のリファキシミンは，アンモニア供給源である腸内細菌に作用してアンモニア産生量を減少させることにより，肝性脳症における高アンモニア血症を改善します．

(4) 胃食道静脈瘤

　静脈瘤治療は，エタノールアミンオレート（EO）やシアノアクリレート（CA）を瘤内へ注入する硬化療法（EIS）や小さなゴムバンドを用いる静脈瘤結紮術（EVL）により行われます．肝予備能が低下したEIS不耐容患者や緊急時の止血措置に静脈瘤結紮術が用

いられる場合があります．治療困難な例が多い胃静脈瘤に対しては，インターベンショナル ラジオロジー（IVR）によるバルーン閉塞下逆行性経静脈的塞栓術（B-RTO）も有効です．

2 肝癌

肝臓に発生する悪性腫瘍は肝細胞癌が約94％と大多数を占め，その他，胆管細胞癌が約4％程度です．わが国の肝癌死亡者数は，2005年度の34,268人をピークに減少傾向に転じており，2017年度は27,114人となっていますが，これは肝細胞癌の主原因とされるB型・C型肝炎に対する治療介入が奏功しているためと思われます．肝細胞癌の成因では，肝硬変の成因と同様の傾向ですが，肝炎ウイルス持続感染に因らない非B非C型，とりわけアルコール性や非アルコール性脂肪性肝炎を基盤とした肝細胞癌の増加が目立っています[1]（図Ⅰ-25）．

1 肝細胞癌の診断

肝細胞癌の多くは，肝線維化を伴う慢性肝疾患の基盤の上に発生します．したがって，B型およびC型肝炎ウイルスの持続感染，非アルコール性脂肪性肝炎，アルコール性肝障害などは高危険群として患者の囲い込みが可能です．慢性肝疾患者で，高齢，男性，常習飲酒，肝線維化の進行（肝硬変），糖尿病や肥満（高インスリン血症）などは肝発癌に関連する危険因子です．肝細胞癌の腫瘍マーカーは，AFPとPIVKA-Ⅱが有用です．したがって，高危険群の患者を定期的に腫瘍マーカーと超音波のような低侵襲の検査を組み合わせて外来で経過観察することは，肝細胞癌の早期発見に有用です．早期の肝細胞癌は超音波ガイド下に狙撃生検で診断されることもありますが，近年の肝細胞癌の画像診断は長足の進歩を遂げており，侵襲性を有し合併症の危険のある生検を行わなくとも，超音波

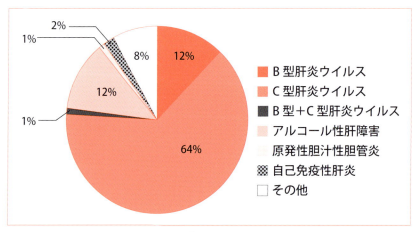

図Ⅰ-25　肝癌合併肝硬変の成因別割合[1]

肝硬変・肝癌 06

検査によるスクリーニングを経て，ダイナミック CT（図 I-26），EOB 造影 MRI（図 I-27），PFB マイクロバブルを用いた造影超音波（図 I-28），などを組み合わせることにより，早期癌の段階から多くの症例は診断が可能です．

2 肝細胞癌の治療

肝細胞癌に対する治療は，①外科切除，②局所療法としてラジオ波腫瘍焼灼療法（RFA）やエタノール局注療法（PEI），③放射線診断技術の治療的応用（IVR）として経肝動脈腫瘍化学塞栓療法（TACE）やリザーバー肝動注化学療法，④全身化学療法（ソラフェニブ，レンバチニブ），⑤放射線療法に大別されます．肝細胞癌の生命予後は，癌の進行ステージとともに肝予備能に影響されることから，肝細胞癌の治療法の選択に際しては，癌ス

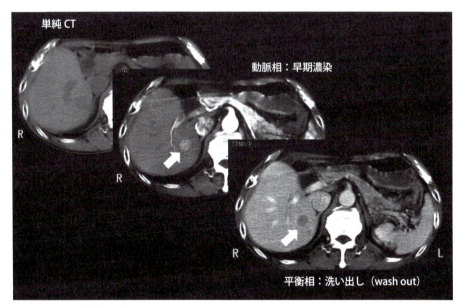

図 I-26　肝細胞癌のダイナミック CT
肝細胞癌は，造影剤の動脈相での濃染，平衡相での洗い出しがみられる．

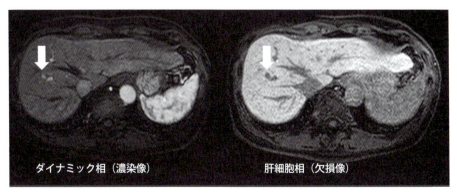

図 I-27　肝細胞癌の EOB 造影 MRI
肝細胞癌は，造影剤の動脈相での濃染，肝細胞相での欠損がみられる．

テージと肝予備能の両者を勘案して治療法を選択することが重要です[5]（図Ⅰ-29）．これらの集学的治療の進歩により，肝癌全体の5年生存率は44％まで向上しています[6]（図Ⅰ-30）．特に画像診断の進歩による早期癌の診断機会の増加は，局所療法の増加につな

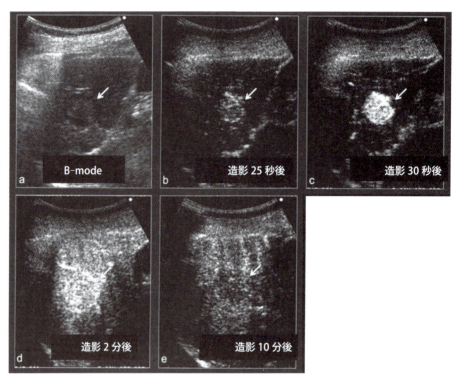

図Ⅰ-28 肝細胞癌のPFBマイクロバブルを用いた造影超音波
肝細胞癌は，造影早期の血管相で高エコー，造影後期のクッパー相での欠損がみられる．

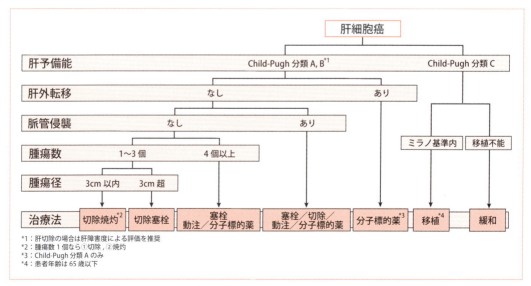

図Ⅰ-29 肝細胞癌の治療アルゴリズム[5]

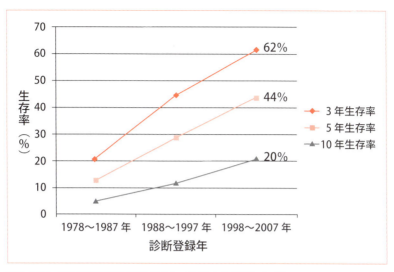

図Ⅰ-30　肝細胞癌累積生存率の変化（文献6を参考に作成）

がり，低侵襲性のラジオ波腫瘍焼灼療法により，その5年生存率は約58％と予後の改善が得られています[6]．また，多血性の進行した肝細胞癌に対して，経肝動脈腫瘍化学塞栓療法は広く用いられていますが，新規分子標的薬による全身化学療法の進歩，免疫チェックポイント阻害薬の今後の展開などにより集学的治療が発展し，さらなる肝細胞癌患者の生命予後の改善が期待されます．肝細胞癌に関する治療の進歩は，患者の短中期的な生存率の改善に寄与しています．長期視点で，患者の生命予後の延長には，肝細胞癌の再発予防と肝発癌の基盤である慢性肝機能障害の改善を含めた治療戦略が重要となります．

■ 参考文献

1) 泉　並木監修：肝硬変の成因別実態 2014. 医学図書出版社，東京，2015.
2) Nagao Y, et al.：Med Sci Monit 2010;16:l7-12.
3) Kawaguchi T, et al.：Clin Gastroenterol Hepatol 2014;12:1012-18.
4) Muto Y, et al.：Clin Gastroenterol Hepatol 2005;3:705-13.
5) 日本肝臓学会：肝がん診療ガイドライン 2017年版 第4版.
6) 日本肝がん研究会：第19回全国原発性肝がん追跡調査報告. 2014.

CHAPTER 07 肝疾患患者への生活指導

1 はじめに

　直接作用型抗ウイルス薬（Direct Acting Antiviral Agent: DAA）の登場により，C型慢性肝疾患の治療成績は飛躍的に進歩しました．今まで治療を受けることが難しかった高齢者や肝線維化が進展した症例でも，DAA治療によりウイルスを駆除できるようになりました．しかし，たとえウイルスを排除しても，このような高齢者や線維化進展例の場合は発癌する確率が高くなります．また，肥満や糖尿病などを合併していると，肝癌の発癌を促進します．そのため，肝疾患患者には日頃から食事・運動療法の指導に努める必要があります．

　肝癌の予防として，タバコを吸わない，アルコールの飲み過ぎに注意する，太りすぎない，アルブミン値を上げる，鉄分を摂りすぎない，コーヒーを飲むことも大事です（図Ⅰ-31）．近年，コーヒーは肝癌の死亡リスクを減少させるだけではなく，非アルコール性脂肪性肝疾患（NAFLD）のリスクを減少させることも報告され，注目されている嗜好品です．

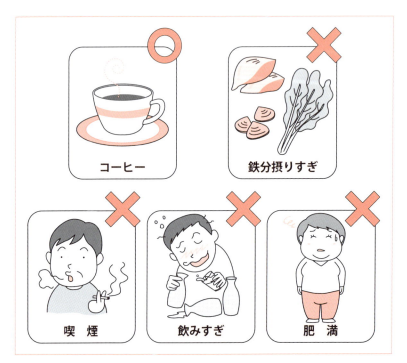

図Ⅰ-31　肝癌の予防

肝疾患患者への生活指導 **07**

2 食事療法の基本

　肝臓病の食事は「バランスのとれた食事」が基本です．一昔前までは「高タンパク・高エネルギー食」がよいとされてきました．しかし，肝臓の状態によって，タンパク質の摂取量を変える必要がありますし，高エネルギー食は肥満を招くことになります．このため，肝臓病の方には食事摂取基準に見合う適正なエネルギーと栄養バランスがとれた食事が基本となります．高タンパク・高エネルギー食は，肥満や糖尿病を併発させ，肝臓病を悪化させることになるため，今では推奨されていません．

　慢性肝炎が進行して肝硬変になると，さまざまな原因でタンパク質・エネルギー低栄養状態になります．肝硬変の場合は，慢性肝炎とは異なった食事の工夫が必要になります．肝硬変の食事を考える場合，代償期であるか非代償期であるかによって栄養管理に違いがあります．一口に肝硬変といっても，肝機能がほぼ正常を保っていて，特に目立った症状がない**代償性肝硬変**と，腹水や黄疸，静脈瘤，血液中のアンモニアが高く肝性脳症を起こす可能性のある**非代償性肝硬変**の方では，食事や日常生活に関する注意点が大きく異なります．

　肝硬変の場合，**胃食道静脈瘤を合併**することがあります．胃食道静脈瘤が破裂し，大出血を起こすと，死亡することがあります．胃食道静脈瘤がある場合は，香辛料など刺激の強いものや硬いものを食べないようにすること，軟らかく調理すること，よくかんで食べる指導が必要です．

1 慢性肝炎・代償性肝硬変の場合

　1日あたりの必要摂取エネルギーを計算してみましょう（(1)～(3)）．タンパク質は1.2～1.3/kg（標準体重）/日，脂肪はエネルギー全体の20％に設定します[1]．慢性肝炎や代償性肝硬変の場合は，過度な安静は必要ありません．過度な安静は，肥満や筋肉量の低下を招いてしまうため，適度な運動が必要です．

（1）標準体重の計算方法

> 身長（　　m）×身長（　　m）× 22 ＝ 標準体重（　　kg）

（2）身体活動量（体重1kgに必要なエネルギー）について

　同じ身長や年齢の方でも，身体活動量に応じて1日に必要なエネルギー量が異なります．生活活動の強さによって「25～35 kcal（標準体重)/日」の幅があります．身体活動量は，標準体重1kgあたりの係数として考えます．

- 軽い労作（デスクワークが多い職業）25～30 kcal
- 普通の労作（立ち仕事が多い職業）30～35 kcal
- 重い労作（力仕事が多い職業）35 kcal～

第 I 編　肝疾患の基礎知識

（3）1 日に必要なエネルギー量は？

標準体重（　　kg）×身体活動量（　　kcal）＝（　　kcal）

たとえば，身長 172 cm の方の場合で（身体活動量 30 kcal）計算してみましょう．

標準体重　1.72 × 1.72 × 22 ＝ 65.1 kg
1 日に必要な摂取エネルギー量　65.1 × 30 ＝ 1,953 kcal

2 非代償性肝硬変の場合

黄疸や腹水，浮腫，あるいは肝性脳症がみられる場合は（非代償性肝硬変），安静にする必要があります．塩分を控え（5 ～ 7 g/ 日以下），低タンパク食とし（0.5 ～ 0.7 g/kg/ 日），肝不全用経腸栄養剤を併用します[1]．

分岐鎖アミノ酸（BCAA：バリン・ロイシン・イソロイシンの 3 つのアミノ酸の総称）を豊富に含む肝不全用経腸栄養剤は，肝不全例にも安全に投与できるタンパク源となります．分岐鎖アミノ酸製剤は顆粒製剤と肝不全用経口栄養剤に大別されます．顆粒製剤は，食事摂取が十分にもかかわらず低アルブミン血症を呈する場合に投与され，肝不全用経口栄養剤は，肝性脳症などを伴う肝不全に投与されます．食べ物では分岐鎖アミノ酸を十分に補充することができないため，薬として分岐鎖アミノ酸を服用するか，サプリメントとして摂取する必要があります．

3 夜間就寝前補食（早朝の絶食を回避する）▶肝硬変に限る

肝硬変の方は，肝臓に貯める栄養量が少なくなるため，夜間から早朝にかけて飢餓状態に陥りやすくなります．このため，体脂肪や筋肉を利用してエネルギーを作り出すこととなり，からだに大きな負担がかかります．肝硬変患者における半日間の絶食は，健常者の 3 日間の絶食期間に相当するといわれています．したがって，寝る前に 200 kcal 程度のもの（おにぎりなど）を補給し，早朝の飢餓状態を回避することが勧められています．就寝前の 200 kcal 程度の BCAA 製剤は，夜食として有用であることが報告されています[2,3]．1 日の総摂取エネルギー量が増えないように，朝・昼・夕の食事量を少しずつ減らして，夜食（分割食）として 200 kcal 程度を摂取することが有用とされています[4,5]．

日本静脈経腸栄養学会の『静脈経腸栄養ガイドライン第 3 版』では「グリコーゲン貯蔵量の減少による夜間の飢餓状態を避ける食事摂取方法として，**夜間就寝前補食**（late evening snack: LES）は有用である」「一般的な食事や補食以外に就寝前の分岐鎖アミノ酸顆粒製剤や肝不全用経腸栄養剤の摂取によって栄養状態の改善が得られる」と記載されてい

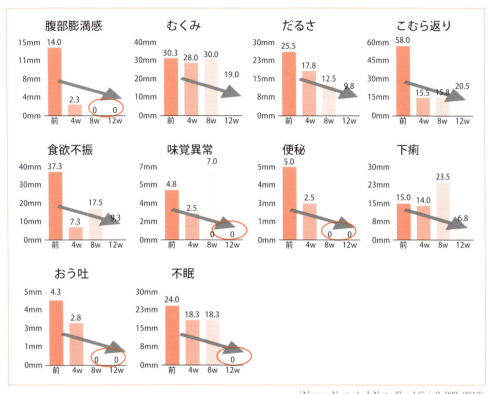

(Nagao Y et al., J Nutr Food Sci. 3, 223, 2013)

図 I-32　甘酒により症状が改善する

ます[6]．

　筆者らは，日本の伝統的な発酵食品である甘酒が肝硬変患者（C 型肝硬変や B 型肝硬変）の LES 療法に効果的であることを報告しました[7]．甘酒には，ブドウ糖をはじめ必須アミノ酸や必須ビタミンが多く含まれています．甘酒は古くから栄養価の高い飲み物として親しまれてきた飲み物で，俳句において夏の季語となっています．最近ではジャパニーズヨーグルトとも呼ばれ，その健康効果が注目されています．肝硬変の患者が甘酒 200 kcal を 12 週間摂取すると，すべての QOL（腹部膨満感浮腫，倦怠感，こむら返り，食欲低下，味覚障害，便秘，下痢，嘔吐，睡眠障害）が改善しました（図 I-32）．また，全例が摂取前より好中球数が増加しました（図 I-33）．甘酒を 8 週間摂取すると腹部膨満感，便秘，嘔吐が消失し，12 週間摂取すると味覚障害や睡眠障害も消失しました．

4　サプリメント（分岐鎖アミノ酸亜鉛含有栄養補助食品「アミノフィール」）の開発

　さらに，筆者らは，分岐鎖アミノ酸だけではなく亜鉛・クロム・セレンなどの肝疾患患者に不足している栄養素を補うための肝疾患用栄養補助食品（商品名アミノフィール）を開発しました（2007 年 3 月発売）．図 I-34 に示すように本食品には次のような効果が

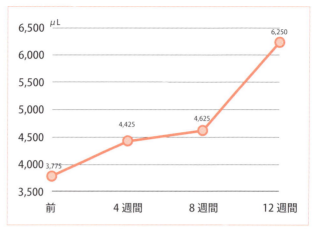

(Nagao Y et al., J Nutr Food Sci. 3, 223, 2013)

図Ⅰ-33 甘酒による白血球数の増加

証明されています．すなわち，インスリン抵抗性を改善すること[8]，アルブミン値や亜鉛値を上げること[9]，塩味・甘味・酸味・苦味すべての味覚感度を改善すること[10]，市販後全例追跡調査により安全性と有効性が確認されたこと[11]，インターフェロン治療と併用摂取すると治療の完遂率が上がること[12]，二重盲検試験により本食品は肝癌の腫瘍マー

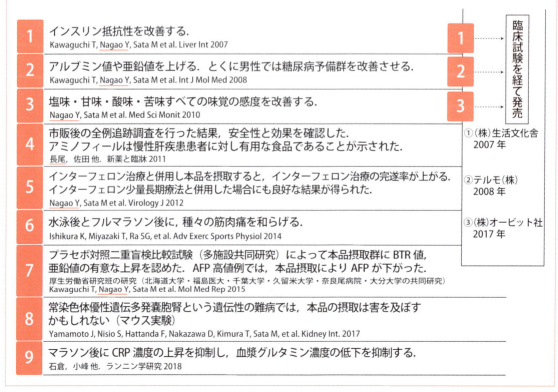

図Ⅰ-34 BCAA亜鉛含有栄養補助食品（アミノフィール）による効果

カーである AFP を下げることなどです [13]．そのほか，本品はマラソンや水泳中に生じる筋肉痛を有意に抑制させたり [14]，マラソン後の血清 CRP 濃度の上昇を抑制し，血漿グルタミン濃度の低下を抑制させたりする効果も認められています [15]．現在，本品は株式会社生活文化舎，テルモ株式会社，株式会社オービットで販売されています．

5 便秘をしない

便秘によって肝性脳症を起こしやすくなるため，便秘にならないように心がける必要があります．食物繊維を摂りましょう．

6 タバコ（禁煙する）

喫煙は肝臓病の危険因子の 1 つです．2004 年の国際がん研究機関（International Agency for Research on Cancer: IARC）の評価で，肝癌はタバコ関連癌の 1 つとして位置づけられました．肝炎ウイルス感染の影響を除いても，喫煙は肝癌と因果関係があり，喫煙期間や本数などに影響します．C 型肝炎ウイルスや B 型肝炎ウイルス感染者が喫煙すると，喫煙しない方に比べて肝癌を発症するリスクが高くなります．

喫煙習慣のある方は，禁煙しましょう．

7 アルコール（飲酒を控える）

アルコールも，肝癌の原因の 1 つです．飲酒は，慢性肝炎から肝硬変へ，そして肝癌への進展を加速させることがわかっています．

8 鉄分を摂りすぎない

体内の鉄の総量は 3 ～ 4 g で，その 70% が赤血球を作っているヘモグロビンの成分になります．残りは肝臓や脾臓，骨髄に貯蔵鉄として存在しています．鉄分が不足すると，酸素の運搬が十分ではなくなり鉄欠乏性貧血を起こすことがあります．しかし一方で，鉄の過剰な摂取は生体にとって有害です．

鉄分が肝臓に過剰に蓄積すると，肝炎を悪化させたり，肝癌の二次的な原因になったりすることがあります．肝疾患の方は，1 日の鉄分の目標摂取量が 6 mg 以下になるように，バランスのよい食事を心がけましょう．鉄分の多い食材には，レバーや貝類（シジミ，ア

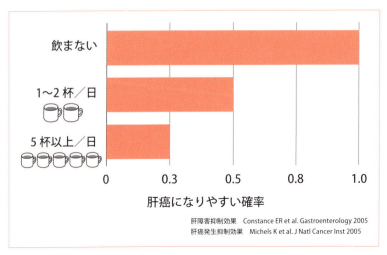

図 I-35 コーヒーによる肝癌の予防効果

サリ）などがあります．また，昔から肝臓によいとして知られているウコンにも多くの鉄分が含まれています．**肝炎の方は，レバーや貝類，ウコンなどを長期間にわたり，大量に摂取しないよう注意しましょう**．貧血の方は鉄の摂取を制限する必要はありませんので，鉄制限食に関する必要性の有無は，主治医に相談することが大切です．

9 コーヒーを飲む

コーヒーが肝癌のリスクを下げることがわかっています．コーヒーをよく飲む方のほうが肝癌の発生率が低くなります．コーヒーを全く飲まない方に比べて，1日1～2杯飲む方は，肝癌に罹患しにくいと報告されています（図I-35）[16, 17]．1日5杯以上飲む方は，さらに肝癌を発症する確率が減ります．コーヒーの飲み方によっても効果が異なります．濾過されたコーヒーのほうが，そうでないものよりも肝臓に効果があること，エスプレッソでは効果が弱くなることなどもわかっています．

10 ビブリオ・バルニフィカス感染症

肝臓病の方は，海産魚介類の生食に注意することが大切です．健康な方は過敏になる必要はありません．しかし，**肝臓病や糖尿病の方が注意すべき感染症として"ビブリオ・バルニフィカス感染症"があります**．

ビブリオ・バルニフィカスは，ビブリオ科の細菌で海水中に広く生息しています．塩分が薄い汽水域（海水と淡水が混じり合う区域）で，海水温度が20℃を超す夏から秋に増殖します．ビブリオ・バルニフィカスが魚介類や甲殻類に付着し，それを生で食べたり，

肝疾患患者への生活指導 07

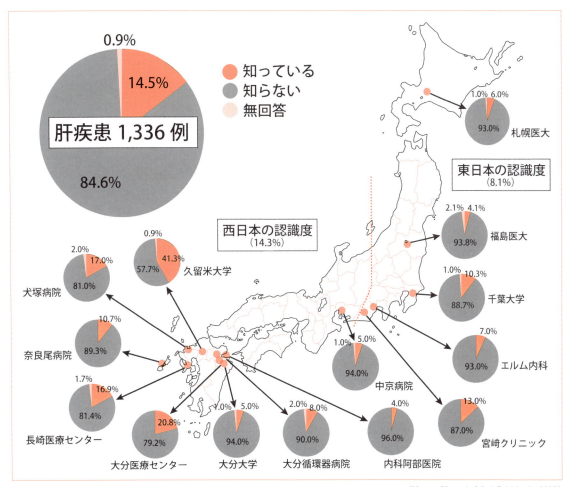

図Ⅰ-36 肝疾患患者におけるビブリオ・バルニフィカス感染症の認知度～全国多施設共同研究
　2008年に，肝臓専門医が常勤している全国14施設で，肝臓病の患者を対象に調査を実施．1,336名の患者においてビブリオ・バルニフィカス感染を認知している患者の割合は14.5%，肝硬変患者304名では17.4%の認知率だった．

(Nagao Y et al. Med Sci Monit. 2009)

　皮膚の創傷から菌が侵入したりすることで感染します．肝硬変やアルコール性肝疾患の方が感染した場合には，致死率がきわめて高いのが特徴です．筆者らの調査では，全国的な認知度が低いことがわかっています（図Ⅰ-36）[18]．

　生の魚介類を食べて数時間～1日の間に，発熱，悪寒，激しい痛み（足），皮疹，血圧低下などの敗血症症状がみられ，致命的になります．死亡率は75%で，入院後平均約2日で死亡するというきわめて急激な経過をたどります．ただちに医療機関を受診してください．

第 **I** 編 肝疾患の基礎知識

POINT

肝硬変の方がビブリオ・バルニフィカスに感染しないために

① 肝臓疾患や糖尿病の方は，夏季には生の魚介類を控えること！
　しっかり火を通すこと！
② 調理材料や器具はまめに水洗いすること！
③ 皮膚に傷があるときは海水に接触しないこと！
④ 疑わしい症状の際にはただちに医療機関を受診すること！

ビブリオ・バルフィカスという細菌は河口に近い海岸の海水中に存在し，生の魚介類を食べることや，傷口から菌が侵入することで感染する．健康な人は感染しても下痢や腹痛がみられる程度だが，肝臓病，特に肝硬変や糖尿病の人は感染した場合は，重症となり死亡することがある．

11　運動療法

　肥満も，肝癌の原因となります．慢性肝炎や代償性肝硬変の場合は，日常生活に大きな制限はありません．過度に安静にして筋肉を減少させることは，肝臓にとって好ましくありません．筋肉は第二の肝臓とよばれ，糖代謝・アンモニア代謝という肝臓の機能を補う作用があります．適度な運動は筋肉を維持し，肝臓を助けます．

　一方，非代償性肝硬変の場合は，日常生活に制限が必要です．過労や激しい運動は避けましょう．腹水や黄疸が強くなければ，軽い散歩程度の運動は必要です．ゆっくり長く続けられる30分程度の運動（有酸素運動）をしましょう．主治医によく相談し，生活指導を受けることが大切です．

12　患者教育に向けた iPad アプリの開発（オーダーメイド献立で QOL を向上させるアプリ）

　肝疾患の予後には，栄養療法が重要な因子になることがわかっていますが，実際の医療現場では必ずしも肝疾患患者に栄養療法や患者教育が実施されているわけではないのが現状です．九州 X 町で行った調査では，肝臓専門医が常勤する医療機関では70.3％（71/101名），非専門医では11.8％（18/153名）の実施率でした[19]．このような医療格差を打開するために，iPad を用いたアプリを2011年に開発しました．企画開発した2つの有償アプリ（「肝臓いきいきおいしいご飯夏」「肝臓いきいきおいしいご飯秋」App Store から販売中）は，肝疾患の基本的知識と食事による肝癌予防の知識を身につけ，理想摂取エネルギーに沿った料理を作ることができます（図 I -37）．医療従事者が患者に説明する補助ツールとして利用したり，患者自身で学習したりできるアプリです．年齢・性別・身長な

肝疾患患者への生活指導 07

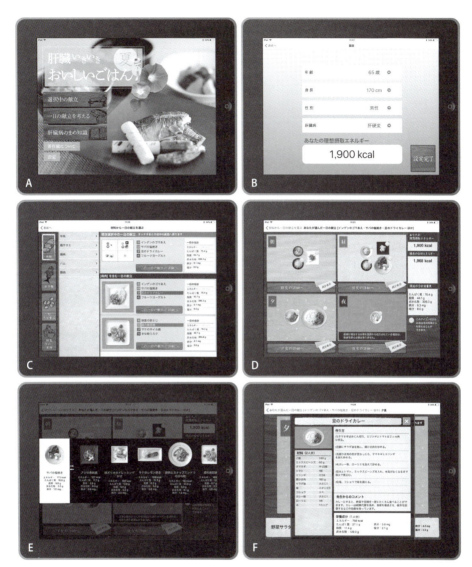

図I-37 A：「アプリ」画面，B：「アプリ」設定画面，C：「アプリ」材料から一日の献立を選ぶ，D：「アプリ」あなたが選んだ一日の献立，E：「アプリ」メニューを交換できる，F：「アプリ」レシピ

どを入力すれば簡単に1日の理想摂取エネルギーを設定することが可能で，何をどのくらい食べればよいのかをゲーム感覚で学ぶことができます．

第 **I** 編　肝疾患の基礎知識

■ 引用文献

1）日本肝臓学会編：第3章 肝硬変 5. 日常生活の指導．慢性肝炎・肝硬変の診療ガイド．文光堂，東京，2016:78.

2）森脇久隆：【肝硬変症の病態と最新治療】肝硬変の栄養障害と対策．日本消化器病学会雑誌，2008;105:1584-1587.

3）Sato S, et al. : Clinical comparison of branched-chain amino acid（l-Leucine, l-Isoleucine, l-Valine）granules and oral nutrition for hepatic insufficiency in patients with decompensated liver cirrhosis（LIV-EN study）. Hepatol Res 2005;31:232-240.

4）Nakaya Y, et al. : Severe catabolic state after prolonged fasting in cirrhotic patients: effect of oral branched-chain amino-acid-enriched nutrient mixture. J Gastroenterol 2002;37:531-536.

5）森脇久隆：【肝疾患の実地診療　エビデンスに基づいた最新の治療の進めかた】　肝硬変患者の栄養療法の進めかた　各種アミノ酸製剤の使い分けのコツ．Medical Practice 2006;23:133-135.

6）日本静脈経腸栄養学会：静脈経腸栄養ガイドライン 3 版．肝疾患．照林社，東京，2013:248.

7）Nagao Y, et al. : Effect of a late evening snack of amazake in patients with liver cirrhosis: a pilot study. J Nutr Food Sci 2013;3:223.

8）Kawaguchi T, et al. : Branched-chain amino acids improve insulin resistance in patients with hepatitis C virus-related liver disease: report of two cases. Liver Int 2007;27:1287-1292.

9）Kawaguchi T, Nagao Y, et al. : Branched-chain amino acid-enriched supplementation improves insulin resistance in patients with chronic liver disease. Int J Mol Med 2008;22:105-112.

10）Nagao Y, et al. : Aminofeel improves the sensitivity to taste in patients with HCV-infected liver disease. Med Sci Monit 2010;16:Pi7-12.

11）長尾由実子ほか：分岐鎖アミノ酸・亜鉛含有栄養補助食品であるアミノフィールの市販後全例追跡調査　有効性ならびに安全性の検討．新薬と臨床 2011;60:1046-1063.

12）Nagao Y, et al. : Effect of branched-chain amino acid-enriched nutritional supplementation on interferon therapy in Japanese patients with chronic hepatitis C virus infection: a retrospective study. Virol J 2012;9:282.

13）Kawaguchi T, et al. : Effects of branched-chain amino acids and zinc-enriched nutrients on prognosticators in HCV-infected patients: a multicenter randomized controlled trial. Mol Med Rep 2015;11:2159-2166.

14）Ishikura K, et al. : The ameliorating effect of branched-chain amino acids ingestion on different types of muscle soreness after swimming and full-marathon running. Advances in exercise and sports physiology 2014;20:9-17.

15）石倉 恵ほか：分岐鎖アミノ酸（BCAA）摂取がマラソン後の血清 C 反応性タンパク質濃度ならびに血漿グルタミン濃度に及ぼす効果．ランニング学研究 ＝ Journal of running science 2018;29:157-165.

16）Ruhl CE, et al. : Coffee and caffeine consumption reduce the risk of elevated serum alanine aminotransferase activity in the United States. Gastroenterology 2005;128:24-32.

17）Inoue M, et al. : Influence of coffee drinking on subsequent risk of hepatocellular carcinoma: a prospective study in Japan. J Natl Cancer Inst 2005;97:293-300.

18）Nagao Y, et al. : Knowledge of Vibrio vulnificus infection among Japanese patients with liver diseases: a prospective multicenter study. Med Sci Monit 2009;15:Ph115-120.

19）長尾由実子ほか：優れた薬物療法のさらなる普及を目指して優れた薬物療法のさらなる普及を目指して－C 型肝炎ウイルス感染者におけるインターフェロン療法受療の現状と考察－．医薬産業政策研究所，リサーチペーパー・シリーズ 2006;32:1-81.

第 II 編

口腔疾患と肝疾患とのかかわり

CHAPTER 01 肝疾患患者の口腔健康管理

1 はじめに

　一般的に，肝硬変患者の口腔衛生は不十分であり，口腔感染を引き起こしやすいことがわかっています[1, 2]．米国の調査では，C型肝炎ウイルス（HCV）感染者には高レベルな歯科治療が必要であるとされています[3]．Grønkjærは，1981 ～ 2014年までに掲載された論文をシステマティック・レビューし，肝硬変患者には辺縁性歯周炎が25 ～ 69％，根尖性歯周炎が49 ～ 79％にみられたと報告しています[4]．肝硬変患者では，歯周病のリスクが増加することを認識しておく必要があります．一方で，肝疾患患者は治療拒否などの差別行為により十分な歯科治療を受けられないことがあり，このことが口腔環境を一層悪化させる要因になると報告している論文もあります．

　さらに，肝疾患患者には扁平苔癬やシェーグレン症候群といった肝外病変が合併することが知られていますので，このことも歯科医療従事者は認識しておくことが大切です（後述）．

2 口腔健康管理とは？

　「口腔ケア」という用語は，口腔清掃や口腔リハビリテーションを含むすべての行為を示す一般用語であり，学術用語ではありません．口腔清掃を含む口腔環境の改善や口腔衛生にかかわる行為を「**口腔衛生管理**」とよび，口腔の機能回復や維持・増進にかかわる行為を「**口腔機能管理**」とよびます．両者（口腔衛生管理と口腔機能管理）を包含して「**口腔健康管理**」と定義されています．肝疾患患者に対して口腔健康管理を推し進める取り組みが求められています．

CHAPTER

02 歯周病と深く関連する肝疾患

1 非アルコール性脂肪性肝炎（NASH）

　歯周病原細菌は心血管系疾患や2型糖尿病などの全身疾患とかかわることがよく知られていますが，非アルコール性脂肪性肝炎（Nonalcoholic Steatohepatitis: NASH）の原因にもなりうることがわかってきました．特に歯周病の代表的な原因細菌である *Porphyromonas gingivalis*（*P.gingivalis*）が非アルコール性脂肪性肝炎の原因であることが報告されています．Yonedaらは，非アルコール性脂肪性肝炎と非アルコール性脂肪性肝疾患の患者150名を対象に *P.gingivalis* の陽性率を調べました[5]．*P.gingivalis* の陽性率は非アルコール性脂肪性肝炎群で52%，非アルコール性脂肪性肝疾患群で35.4%を示し，いずれの群も対照群（健常者）の22%と比較して有意に高い値を示しました．さらに，歯周病の治療を行うことでALT値が減少することも示しました[5]．このことから，非アルコール性脂肪性肝炎や非アルコール性脂肪性肝疾患患者には，歯周病の治療も選択肢として考慮する必要があります．

2 ウイルス性肝疾患

　歯周病がウイルス性肝疾患の進展にかかわるリスク因子になることがわかっています[6]．重度の歯周病患者76名と軽度〜中等度の歯周病患者275名の計351名について検討すると，歯周病の進行にかかわる独立したリスク因子は次の5つでした．すなわち，「血小板数が少ないこと（8万/μL以下）」，「歯磨き回数が少ないこと（1日1回）」，「インターフェロン治療中であること」，「65歳以上」，「肥満」でした（表II-1）．また，肝疾患が進展している患者（肝硬変や肝癌に進行）に，*P.gingivalis* の線毛関連遺伝子型 *fim*A genotype II の保有率が高いこともわかりました．genotype II は進行性歯周炎と関連が深いといわれています．

表II-1　ウイルス性肝疾患患者において歯周病が進行している場合に影響する因子（多変量解析）

因子	Adjusted odds ratio (95% cofidence interval)		P value
血小板数（8万/μL以下）	5.80	2.30〜14.92	0.0002
1日1回の歯磨き	3.46	1.78〜6.76	0.0003
IFN治療中	2.87	1.52〜5.43	0.0012
65歳以上	2.50	1.37〜4.63	0.0028
肥満（BMI25 kg/m^{2}以上）	2.33	1.22〜4.39	0.0103

（Nagao Y et al. Hepat Mon 14:e23264, 2014）

CHAPTER 03 肝外病変

1 肝外病変とは？

　肝炎ウイルスは肝臓以外の臓器や組織に多彩な病変を引き起こすことが知られています．このような疾患を総称して**肝外病変**とよびます．A 型肝炎ウイルス（HAV），B 型肝炎ウイルス（HCB），HCV いずれも肝外病変を引き起こします．とりわけ HCV には種々の肝外病変が知られています（**表Ⅱ-2**）．HCV 感染者の約 40 ～ 70％が何らかの肝外病変を合併するといわれています[7, 8]．主な肝外病変として，リンパ増殖性疾患（クリオグロブリン血症，悪性リンパ腫など），腎疾患（膜性増殖性糸球体腎炎など），自己免疫疾患（関節リウマチ，シェーグレン症候群，慢性甲状腺炎など），皮膚・粘膜疾患（扁平苔癬，晩発性皮膚ポルフィリン症など），代謝性疾患（糖尿病など）があります．

2 WHO のガイドラインにも登場

　WHO が 2014 年 4 月に発表した『C 型肝炎ガイドライン』の中に「HCV の肝外病変として，クリオグロブリン血症，糸球体腎炎，甲状腺炎やシェーグレン症候群，インスリン抵抗性，2 型糖尿病，ポルフィリン症や扁平苔癬などの皮膚疾患がある」と記載されています[9]．2018 年 7 月に改定された WHO の『C 型肝炎ガイドライン』にも，肝外病変について記述されています[10]．

表Ⅱ-2　肝炎ウイルスの肝外病変（代表的疾患）

A 型肝炎ウイルス	B 型肝炎ウイルス	C 型肝炎ウイルス
1. 急性腎不全	1. 糸球体腎炎	1. クリオグロブリン血症
2. 血液疾患	2. 結節性多発性動脈炎	2. 膜性増殖性糸球体腎炎
（1）赤芽球癆	3. 皮膚疾患	3. 悪性リンパ腫
（2）再生不良性貧血	（1）Gianotti 病	4. 皮膚・粘膜疾患
（3）血小板減少症	（2）関節リウマチ	（1）晩発性皮膚ポルフィリン症
3. 心筋障害	（3）多発性筋炎	（2）扁平苔癬
4. 筋炎	4. 血液疾患	5. シェーグレン症候群
5. 血管炎	（1）赤芽球癆	6. 口腔癌
6. 髄膜脳炎	（2）血小板減少症	7. 糖尿病
7. 髄膜炎	（3）再生不良性貧血	8. 筋炎
8. ギラン・バレー症候群		9. 関節リウマチ
		10. 慢性甲状腺炎
		11. 心筋障害
		12. 間質性肺炎
		13. モーレン角膜潰瘍

3　抗ウイルス療法

　HCV を駆除すると，肝発癌の抑止，肝線維化および肝予備能を改善するだけではなく，肝外病変や QOL の改善にも効果を示すことがわかっています．このような事実は，以前から複数の論文に発表されています．最近，Cacoub らは，1989 〜 2017 年の間に掲載された論文に対してメタアナリシス解析を行い，最終的に 48 論文を分析しました[11]．ウイルスの持続的陰性化すなわち SVR は，肝外死亡率を低下させると結論づけています（OR ＝ 0.44；95% CI，0.28-0.67）．また彼らは，SVR がクリオグロブリン血症や B 細胞リンパ増殖性疾患のアウトカムに好影響を与えることを示し，抗ウイルス療法が肝外病変を減少させることのできる治療法であると報告しています．このような背景から，医療従事者は HCV 感染者をみる際にほかの臓器への合併症に配慮しながら，多職種と連携を図る治療を行う必要があります．

4　口腔に現れる肝外病変の種類

　表Ⅱ-2 に示すように，口腔領域に発現する肝炎ウイルスの肝外病変としては，口腔癌，扁平苔癬，シェーグレン症候群があります．

CHAPTER 04 口腔癌

1 口腔癌とHCV感染

　1995年に，口腔癌（扁平上皮癌）とHCV感染との関連をはじめて明らかにしました[12]．消化器癌（口腔癌・食道癌・胃癌・大腸癌）のうち口腔癌患者に最もHCV感染率が高く，その感染率が24％であったことを報告しました（図Ⅱ-1）．その後，1997年の全国調査においても頭頸部扁平上皮癌にはHCV感染率が高いことを証明しました[13]．コントロール群に比べて，頭頸部扁平上皮癌患者のHCV感染率は有意に高率でした（16.7％ vs.6.5％）（図Ⅱ-2）．

　その後，同様の研究論文が発表されました．2004年米国からの報告では，頭頸部扁平上皮癌患者のHCV感染率は21.2％で，国民のHCV感染率1.4％と比べて有意に高いことが報告されました[14]．2012年台湾からの報告によると，HCV感染者は感染のない者に比べて口腔癌の発症率が2.28倍であったと示されました[15]．

　2016年に報告されたMDアンダーソン癌センターの調査では，同センターで検査を受けた3万4,500人以上の患者データが分析されました．その結果，HCV感染者は感染のない者に比べて口腔癌や咽頭癌になるリスクが2倍以上，喉頭癌になるリスクは5倍であったと報告されました．さらに，HCV感染のある頭頸部癌患者は，ヒトパピローマウイルスの保有率も高いことが明らかにされました[16]．

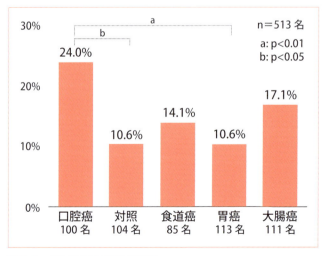

図Ⅱ-1　消化器癌のHCV感染率

（Nagao Y et al. J Oral Pathol Med, 1995）

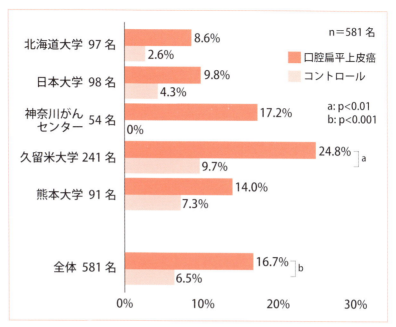

図Ⅱ-2　全国多施設共同研究による頭頸部扁平上皮癌のHCV感染率

(Nagao Y et al. Hepatol Res, 1997)

2　口腔癌における重複癌とHCV感染

　同一個体に2種類以上の悪性腫瘍が存在し，それらが病理組織学的に異なることが証明されたものを**重複癌**とよびます．重複癌とはWarrenとGatesによる**診断基準**では，(1) それぞれの癌は互いに異なった悪性の組織像を呈すること，(2) それぞれが独立していること，(3) 一方の癌が他方の癌の転移ではないこと，と定義されています[17]．

　口腔癌患者における重複癌とHCV感染の関連を検討したところ[18]，1974～1995年までに加療を受けた口腔扁平上皮癌（初発）327例を1996年11月まで追跡した際に，最も多く認められた重複癌は胃癌であり，次に多いのが肝癌でした（図Ⅱ-3）．

　さらに，1992～1994年に口腔扁平上皮癌を発症し，入院加療を受けた患者60例について2008年10月まで観察し，重複癌ならびにインスリン抵抗性について検討しました[19]．当時，入院患者全例に対して上部消化管検査，腹部エコー検査，生化学検査，肝炎ウイルスマーカーを実施しました．その結果，**HCV感染のある口腔扁平上皮癌患者は，HCV感染のない患者に比べ，高率に重複癌を発症しました**（62.5％，$P < 0.01$）（図Ⅱ-4）．多変量解析により重複癌の発症因子は，Stage Ⅳ，HCV抗体陽性，70歳以上の年齢層でした．また，HCV感染のある重複癌患者に**インスリン抵抗性**が関連していることも示唆されました（図Ⅱ-5）．

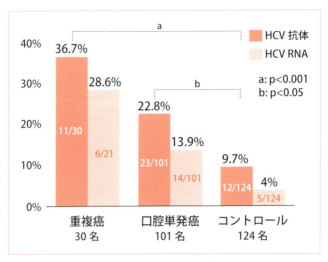

図Ⅱ-3 口腔癌における重複癌とHCV感染率

(Nagao Y et al. Hepatol Res, 1997)

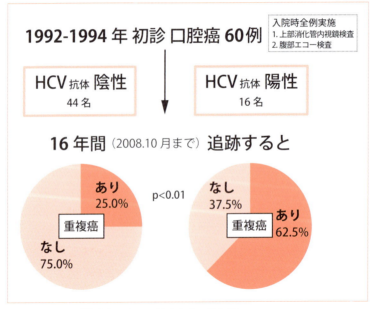

図Ⅱ-4 HCV感染有無による口腔癌患者の重複癌

(Nagao Y et al. Med Sci Monit, 2009)

　ブドウ糖を筋肉や脂肪に取り込むインスリンの働きが悪くなることをインスリン抵抗性とよびます．インスリン抵抗性は「血中にインスリンが存在するにもかかわらず，インスリンの作用が十分に発揮できない状態」を示しています．C型肝炎患者にはインスリン抵抗性を示す2型糖尿病の発症率が高いことがよく知られています．2型糖尿病は，ブドウ糖を筋肉や脂肪に取り込むインスリンの働きが悪くなるため（インスリン抵抗性），膵臓がインスリンをたくさん産生するようになります．結果的に，血中のインスリン濃度が上

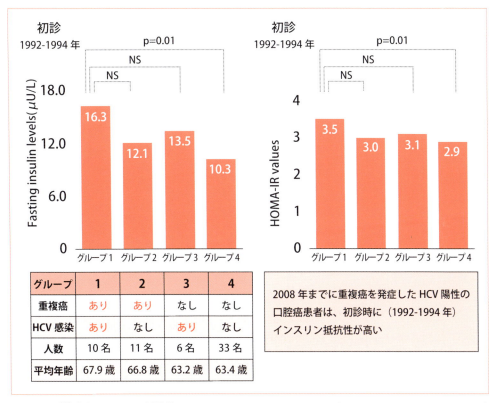

図Ⅱ-5 重複癌とインスリン抵抗性　　　　　　　　　　　　　　（Nagao Y et al. Med Sci Monit, 2009）

昇し，高インスリン血症となります．インスリンには細胞を増殖させる働きがあるため，癌細胞の増殖も促す危険性があります．こうした高インスリン血症が，HCV感染がある場合に口腔癌における重複癌の発症率を高めるのではないかと考えています．

CHAPTER 05 扁平苔癬

　扁平苔癬は，皮膚または粘膜，あるいはその両方に発現する慢性の角化異常を伴う疾患です．40～50歳代以降にみられ，男女比は女性にやや多いとされています．口腔粘膜に発現する場合は，白色の線状を示した病変が左右対称性にみられることが多く，しばしば発赤やびらんを伴います（図Ⅱ-6）．そのため，患者の多くは接触痛を主訴に受診します．扁平苔癬は，肉眼的に網状型，線状型，丘疹型，斑状型，びらん型，水疱型などに分類され，多彩な形態を呈します．

　扁平苔癬は，口腔粘膜に好発することがよく知られていますが，鼻粘膜，咽喉頭，食道，膀胱，外陰，膣，陰茎亀頭などの粘膜にも発現します．Eisen らは，口腔扁平苔癬患者 584 名に対して皮膚，性器，頭皮，爪などに発現する扁平苔癬の合併率を調べています[20]．口腔扁平苔癬の患者には，口腔以外の扁平苔癬を有する率が高いため，多くの専門家によって検査が行われるべきだと記しています．

　扁平苔癬は性器の粘膜に発現することも比較的多く，外陰・膣・歯肉に同時に発現する場合，Vulvo-vaginal-gingival syndrome（外陰-膣-歯肉症候群）とよびます．筆者らは，口腔扁平苔癬の患者には，約 40％の割合で外陰・膣にも扁平苔癬が認められたことを報告しました[21]．これについては後述します．

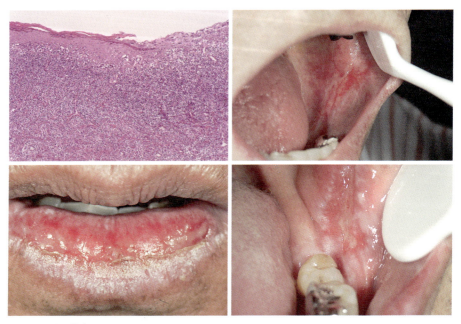

図Ⅱ-6　扁平苔癬

扁平苔癬 05

1 扁平苔癬と HCV 感染

　扁平苔癬と肝疾患との関連が最初に示されたのは 1978（昭和 53）年のことです．イタリア人皮膚科医である Rebora らによって報告されました [22]．当時は，まだ HCV が同定されていない時期でしたが，彼らはびらん型扁平苔癬の患者 7 名のうち 5 名が肝硬変を合併していたと報告しました．このときから 40 年が経った今なお，Rebora 医師は扁平苔癬と肝疾患について論文を発表し続けています．1990 年代に入り，イタリアのグループから扁平苔癬と HCV 感染との関連について数多くの論文が発表されました．

　日本では，1995 年に筆者らが初めて扁平苔癬と HCV 感染との関連を報告しました [23]．それ以来，疫学，発症要因，抗ウイルス療法との関連，SNPs など，さまざまな観点から扁平苔癬と肝疾患との関連を明らかにしてきました．

2 日本人の口腔扁平苔癬患者における HCV 感染の割合

　扁平苔癬患者の HCV 感染率は，対象者の居住地域，人種，年齢などにより差があります．なかでも日本人やイタリア人の場合は，HCV 感染率が高率です．前述の 1995 年の研究結果では，日本人の口腔扁平苔癬患者（平均年齢 61.1 歳）の HCV 感染率は 64.4％でした [23]（表Ⅱ-3）．対象者全員（45 名）が北部九州（多くは福岡県筑後地域）に居住していました．北部九州は，国内で HCV 感染率が高い地域に該当し，肝癌多発地域の 1 つです．筆者らは，口腔扁平苔癬の患者全員に肝障害を発見するためのスクリーニング検査や肝炎ウイルスマーカー（HCV RNA 含む）の測定，腹部画像検査を行い，すべての患者に肝臓専門医による診察を受けてもらいました．海外の報告では，扁平苔癬患者に対して必ずしも肝疾患の精査が行われていないこともあります．海外論文と筆者らの論文データとの違いは，こうした肝疾患のスクリーニング方法にも影響していると考えられます．

　なお，日本の HCV 感染率は西高東低の地域差が顕著であることはよく知られています．肝癌死亡率は北部九州や富士川流域，大阪湾沿岸から中国四国の瀬戸内沿岸にかけて高くなっています．

3 HCV 高浸淫地域（九州 X 町）住民における口腔扁平苔癬の有病率

　九州 X 町（人口約 7,400 名）は，HCV 感染率の高い地域です．この町では，1990 年より肝疾患を中心として疫学コホート調査が行われてきました．今までに X 町では多くの科学的根拠が明らかになっています．1993 年に住民 685 名を対象に口腔粘膜疾患の調査を行い，HCV 感染と口腔病変との関連を初めて明らかにしました（図Ⅱ-7）．調査の

59

第Ⅱ編　口腔疾患と肝疾患とのかかわり

表Ⅱ-3　口腔扁平苔癬患者における臨床的特徴

	扁平苔癬 HCV 感染なし （HCV 抗体陰性， HCV RNA 陰性）	扁平苔癬 HCV 感染あり （HCV 抗体陽性， HCV RNA 陽性）	合計
患者数	16 名	29 名	45 名
性別（男性/女性）	7/9 名	11/18 名	18/27 名
平均年齢	55.5 歳	63.1 歳	60.4 歳
肝疾患の家族歴	3 名（18.8%）	9 名（31.0%）	12 名（26.7%）
輸血歴	1 名（6.3%）	11 名（37.9%）	12 名（26.7%）
肝機能障害の既往	4 名（25%）	23 名（79.3%）	27 名（60%）
飲酒歴	4 名（25%）	5 名（17.2%）	9 名（20%）
喫煙歴	3 名（18.8%）	10 名（34.5%）	13 名（28.9%）
AST（初診時）平均値	24.3 ± 16.9 IL/L	59.7 ± 37.1 IL/L*	46.8 ± 35.8 IL/L
ALT（初診時）平均値	14.6 ± 8.7 IL/L	51.6 ± 40.5 IL/L*	38.4 ± 37.3 Il/L
γGTP（初診時）平均値	28.8 ± 49.9 IL/L	27.4 ± 19.1 IL/L	26.9 ± 31.7 IL/L
LDH（初診時）平均値	342.3 ± 92.7 IL/L	394.6 ± 94.1 IL/L	376.3 ± 95.3 IL/L
ZTT（初診時）平均値	9.8 ± 6.3 U	18.8 ± 9.4 U*	15.5 ± 9.3 U
TTT（初診時）平均値	4.3 ± 3.9 U	10.6 ± 5.6*	8.1 ± 5.8 U
総タンパク（初診時）平均値	7.5 ± 0.6 g/dL	7.8 ± 0.7 g/dL	7.7 ± 0.5 g/dL
アルブミン（初診時）平均値	4.2 ± 0.6 g/dL	3.9 ± 0.5 g/dL	4.0 ± 0.5 g/dL

＊P < 0.001

（Nagao Y et al. Eur J Clin Invest, 1995）

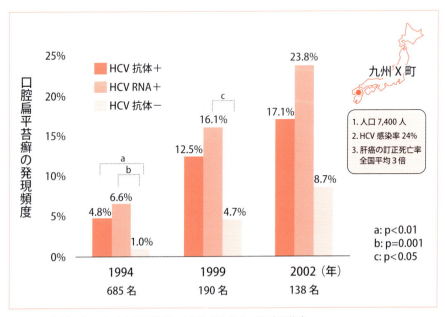

図Ⅱ-7　九州 X 町における住民検診 － HCV 感染者の口腔扁平苔癬 －

（Nagao Y et al. Hepatol Res, 1997/Nagao Y et al. Gastroenterology, 2000/Nagao Y et al. Int J Mol Med, 2005）

扁平苔癬 05

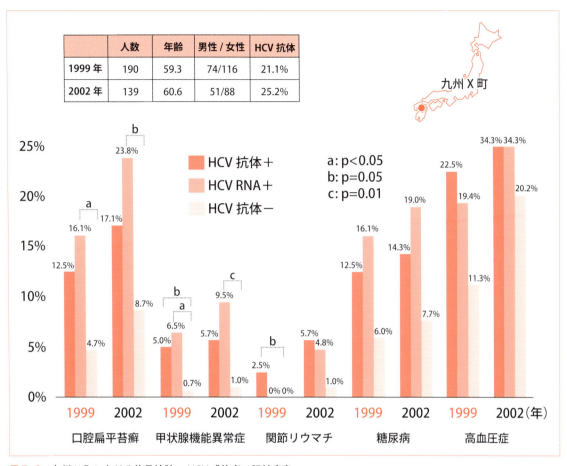

図Ⅱ-8 九州X町における住民検診－HCV感染者の肝外病変－

(Nagao Y et al. Gastroenterology, 2000/Nagao Y et al. Int J Mol Med, 2005)

結果，HCV感染のない住民における口腔扁平苔癬の有病率が1％（6/591名）であったのに対して，HCV持続感染者（HCV RNA陽性）では6.6％（4/61名）と有意に高率でした[24]．

その後，1999年と2002年にも疫学コホート調査を行いました．HCV持続感染のある住民における口腔扁平苔癬の有病率について，1999年は16.1％，2002年は23.8％であり，いずれもHCV感染のない場合の割合よりも有意に高率でした[25, 26]．口腔扁平苔癬以外の肝外病変（たとえば甲状腺機能異常症，関節リウマチ，糖尿病など）についてもHCV感染者に高率に合併していました（図Ⅱ-8）[25]．

長年にわたる地域住民の調査により，HCV感染者における口腔扁平苔癬の有病率は加齢とともに上がることもわかりました．前述したように，九州X町では6.6～23.8％でした．筆者らは，広島県O町（HCV高浸淫地区）でも同様にコホート研究を行いました（図Ⅱ-9）．ここでも口腔扁平苔癬の有病率は加齢とともに上がり，HCV感染者における口腔扁平苔癬の有病率は8.8～23.1％でした[27, 28]．

第Ⅱ編　口腔疾患と肝疾患とのかかわり

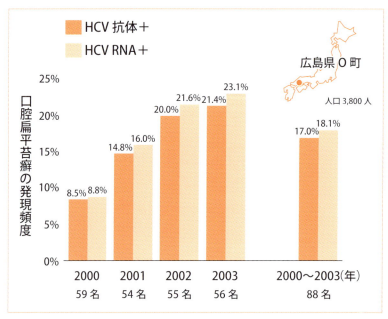

図Ⅱ-9　広島県O町における住民検診 − HCV感染者の扁平苔癬 −
（Nagao Y et al. Hepatol Res, 2002/Nagao Y et al. Oncol Rep, 2007）

4 口腔扁平苔癬の組織における HCV の局在

　HCV は約 9,600 塩基からなる 1 本鎖のプラス（＋）鎖 RNA をゲノムにもつウイルスです．HCV の複製には HCV RNA がテンプレートとなってマイナス（−）鎖 RNA が合成され，それをもとに複数のプラス（＋）鎖 RNA が合成されます．つまり，マイナス（−）鎖 HCV RNA の検出は，HCV の存在と増殖の証明になります．

　口腔粘膜の中で，HCV は増殖しているのでしょうか？　筆者らは，口腔粘膜組織内における HCV の局在を調べました．扁平苔癬組織 19 検体（HCV 感染 14 例/非感染 5 例）・口腔癌組織 17 検体（HCV 感染 7 例/非感染 10 例）・コントロール組織（HCV 感染 6 例/非感染 4 例）に対して，組織内のプラス（＋）鎖およびマイナス（−）鎖 HCV RNA を RT-PCR 法によって検討しました[29,30]．扁平苔癬組織中のプラス（＋）鎖およびマイナス（−）鎖の HCV RNA の検出率は各々 92.9％，21.4％で，HCV 感染のあるコントロール組織内からもマイナス（−）鎖 HCV RNA を検出しました（図Ⅱ-10）．このことから，HCV は口腔粘膜内で増殖していることがわかりました．さらに，HCV RNA の E1-E2 領域の全アミノ酸配列を解析したところ，同一扁平苔癬患者の血清中と組織中では異なるアミノ酸配列であることを確認しました．

　Arrieta らは *in situ* hybridization（ISH）法を用いて扁平苔癬組織からの HCV RNA マイナス（−）鎖の検出を報告しました[31]．*in situ* hybridization は，その場所で「*in situ*」，発現した遺伝子を検出する方法です．彼らも，上皮細胞内での HCV 増殖を証明しました．

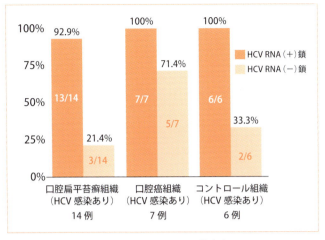

図Ⅱ-10　口腔粘膜におけるHCV RNAの検出率

(Nagao Y et al. Oral Pathol Med, 2000)

5 HCVによる扁平苔癬の発症因子

HCVによる扁平苔癬の発症因子としては，ウイルス因子，宿主因子，薬剤因子があげられます．

1 ウイルス因子

HCVに感染した患者が有意に扁平苔癬を発症することから，ウイルス感染は発症に大きく影響します．ただし，HCV遺伝子型やウイルス量（HCV RNA量），ウイルス変異（HCV core aa70/91，HCV ISDR）などは，いずれも口腔扁平苔癬の発症には有意な因子ではありません[32, 33]．筆者らは，扁平苔癬を有するC型肝炎グループと扁平苔癬を有さないC型肝炎グループの2群で，HCV遺伝子型やHCV RNA量を比較したり[32]，ウイルス変異を比較したりしました[33]．しかし，両群に有意な差は認められませんでした．このことから，扁平苔癬の発症にはウイルスが直接的に関与するのではないと考えています．

2 宿主因子

HCVによる扁平苔癬の発症には，ウイルス因子よりも宿主因子（インスリン抵抗性，遺伝要因，年齢）が大きく関連すると考えています．その理由の1つは，HCV感染のある扁平苔癬患者は，扁平苔癬のない患者に比べて自己抗体の保有率が高いことがあげられます[34, 35]．次に，インスリン抵抗性が，扁平苔癬を含めた肝外病変の発症に関与することを証明したことです[26]．そして，ゲノムワイド関連解析（Genome-Wide Association Study: GWAS）を用いることにより病態に関連する遺伝的要因を明らかにしたことです．筆者らは，HCV感染のある扁平苔癬の病態に影響を及ぼす遺伝子多型として，*NRP2*遺伝子（rs884000），*IGFBP4*遺伝子（rs538399），*HLA-DR/DQ*遺伝子（rs9461799）の一塩

基多型（Single Nucleotide Polymorphism: SNP）が関連することを報告しました[36].

　人はそれぞれ顔かたち・体つきが異なるといった「個性」をもっています．これは顔・体を設計する遺伝子が人それぞれ生まれつき違うために生じるもので，この個人間の遺伝情報のわずかな違いを**遺伝子多型**（SNP「スニップ」）とよんでいます．遺伝子多型は30億の塩基対の中に約1,000万カ所あると考えられています．このような遺伝子多型の違いが，お酒に強い体質・飲めない体質を決めたり，薬が効きやすいのかといった個人差を生んだりします．

　HCVによる扁平苔癬の具体的な発症機序はよくわかっていませんが，HCV感染者であっても，扁平苔癬を発症する人とそうでない人が存在する違いは遺伝子多型によるものであり，筆者らはその候補遺伝子を同定しました．

3　薬剤因子

　HCV感染のある場合，扁平苔癬の発症や治癒にかかわる薬剤として，インターフェロン（IFN），リバビリン，**直接作用型抗ウイルス薬**（Direct Acting Antiviral：DAA）があります．

　HCVを体内から排除する治療を抗ウイルス療法といいます．以前は注射薬としてのIFN治療や，リバビリンを組み合わせたIFN・リバビリン併用療法が行われました．しかし最近では，IFNを用いない直接作用型抗ウイルス薬治療が主流になっています．直接作用型抗ウイルス薬治療は従来のIFN治療と比べ副作用が少なく，95％以上のウイルス駆除率を示します．

　IFN治療が行われた場合，C型肝炎患者の口腔粘膜は，どのように変化するのでしょうか？　同一患者の口腔粘膜について，IFN治療前・治療中・治療後にその変化を観察しました．表Ⅱ-4に示すように，扁平苔癬の出現率は11.7〜16.7％，口腔扁平上皮癌の出現率は1.1〜4.2％でした[37, 38].

　抗ウイルス療法を受け，ウイルスが持続的に駆除されることをSVR（Sustained Virological Response）といいます．IFN治療を完遂しSVRに至れば，臨床病理組織学的に扁平苔癬も消失し治癒に至ることがわかりました[39]. SVRに至らずとも臨床病理学的に扁平苔癬が消失する症例もあります[39]. 筆者らは，同一患者に対して，IFN治療を受ける前と治療を受けた3年後，つまり2つの時期で扁平苔癬の部位を二度にわたり生検しました．病理組織検査だけではなく，その口腔組織内にHCVが存在するのかどうかも調べました．いずれの症例も，IFN治療終了後3年以上の経過観察で，臨床病理組織学的に扁平苔癬の緩解もしくは消失が確認されました．IFN治療後3年以上長期に扁平苔癬を観察すると，肉眼的所見だけではなく病理組織学的にも上皮下のリンパ球浸潤が軽減し，改善する例があることもわかりました．これは，SVR後の肝組織所見が4〜5年以上かけて組織学的治癒が確認できる現象と似ています．ウイルスが駆除された直後ではなく，駆除後数年かけて組織が改善することを意味しています．扁平苔癬の症例の中には，IFN治療後の二度目の生検で，口腔粘膜からHCV RNAが検出されたにもかかわらず，

表Ⅱ-4　同一患者における IFN 治療前・治療中・治療後の口腔粘膜疾患の出現率

	1996 年の検討		2012 年の検討	
発表論文	Nagao et al, *Eur J Clin Invest*, 1996		Nagao et al, *BMC Res Notes*, 2012	
対象患者数	24 名		94 名	
性別（男性/女性）	15/9 名		36/58 名	
平均年齢	48.1 歳		57.0 歳	
期間	1994 年 6 月～1995 年 7 月		2009 年 10 月～2011 年 9 月	
肝疾患	C 型慢性肝炎 22 名，C 型肝硬変 2 名		C 型急性肝炎 1 名，C 型慢性肝炎 8 名，C 型肝硬変 6 名	
IFN 種類	（HLBI 10 名）（IFNβ 5 名）（IFNα2a 3 名）（IFNβ後→HLBI 2 名）（IFNα 1 名）（IFNα2b後→IFNβ 1 名）（IFNβ後→IFNα2b 1 名）（INFβ後→IFNα 1 名）		（PegIFNα2b/RBV 60 名）（IFNβ/PegIFNα/RBV 12 名）（PegIFNα2a/RBV 11 名）（PegIFNα2a 7 名）（IFNβ 1 名）（PegIFNα2b/RBV後→PegIFNα2a 2 名）（PegIFNα2b/RBV後→PegIFNα2a後→PegIFNα2a/RBV 1 名）	
口腔扁平苔癬	4 名（16.7%）	SRV 3 名，non-SVR 1 名	11 名（11.7%）	SRV 5 名，non-SVR 6 名
口腔白板症	4 名（16.7%）	SVR 1 名，non-SVR 3 名	1 名（1.1%）	SVR 1 名
口腔扁平上皮癌	1 名（4.2%）	SVR 1 名	1 名（1.1%）	SVR 1 名

組織学的治癒が証明された例も存在しました[39]．これは，扁平苔癬の発症には HCV の直接的関与ではなく，HCV 感染を契機にした宿主側の免疫機構が重要であることを意味していると考えられます．

　一方で IFN 治療が扁平苔癬の発症の契機となり，ときに増悪因子として働くことがあります[37,40]．このような場合は，IFN 治療を完遂できないケースがありました．

　近年，直接作用型抗ウイルス薬治療によって HCV が駆除できれば，扁平苔癬も治ることを報告しました[41-43]．直接作用型抗ウイルス薬治療中に扁平苔癬は増悪するようなことがなかったため，直接作用型抗ウイルス薬は扁平苔癬を合併した C 型肝炎の方にも安心して投与できると考えています．直接作用型抗ウイルス薬治療による扁平苔癬が改善について，実際の症例を『イチからわかる！歯科医院が知っておきたい肝疾患の基本』（南山堂）の書籍で紹介しています[44]．

6　HCV 感染有無による病理組織像の違い

　HCV 感染のある扁平苔癬と HCV 感染のない扁平苔癬では，病理組織学的に違いがあるのでしょうか？　HCV 感染の有無によって扁平苔癬の病理組織像に何らかの特徴的な相違点が認められる否かを検討しました[45]．

　結論から先に申し上げると，特徴的な違いは認められなかったのですが，以下のような検討をして調べました．

第 II 編　口腔疾患と肝疾患とのかかわり

HCV 感染のある扁平苔癬組織（31 例）と HCV 感染のない扁平苔癬組織（10 例）について病理組織所見を比較しました．比較項目は，「角化充進（過角化，錯角化）」，「上皮層の肥厚」，「ケラトヒアリン顆粒層の肥厚」，「基底層の障害」，「リンパ球浸潤（粘膜上皮内，粘膜上皮下）」，「上皮脚の鋸歯状変化・好中球浸潤の有無」，「好酸球浸潤の有無」，「出血」，「血管壁の好中球浸潤」，「白血球破壊に基づく核塵の有無」，「内皮細胞の腫大」，「フィブリン沈着」についてです．HCV 感染では高頻度にクリオグロブリン血症が出現するため，通常扁平苔癬にはみられない血管炎の有無も調べました．さらに T 細胞と B 細胞の浸潤リンパ球のサブセットについて免疫組織染色を行いました．さらに肝生検が行われた HCV 感染患者の肝生検組織を用いて，肝線維化と炎症の程度を評価し，同時に扁平苔癬組織と何らかの関連性があるか否かも比較検討しました．その結果，HCV 感染の有無による扁平苔癬の特異的な病理組織学的な特徴や浸潤リンパ球に占める T 細胞や B 細胞の割合に違いはありませんでした．また，肝線維化ならびに炎症の程度と扁平苔癬の炎症の程度の間にも一定の関連性は認められませんでした．

7　Vulvo-vaginal-gingival syndrome（外陰-膣-歯肉症候群）

先述したように，扁平苔癬は口腔粘膜や皮膚だけではなく性器にも発現します．口腔と性器に発現する扁平苔癬を Vulvo-vaginal-gingival syndrome とよびます．

筆者らは，口腔扁平苔癬の患者における性器扁平苔癬の合併率を調べたことがあります．対象は，婦人科受診を同意した口腔扁平苔癬 24 名（全員女性，平均年齢 67.6 歳）で，このうち HCV 感染者 14 名，HCV 非感染者 10 名でした[21]．性器扁平苔癬の合併率は 41.7％（10/24 名）でした．性器扁平苔癬は病理組織学的に確定診断を得ています．HCV 感染の有無により合併率に差は認めませんでした．10 組の夫婦のなかに，夫に口腔扁平苔癬を認めた症例がありました．妻（76 歳）は C 型肝硬変ならびに肝癌治療後の Vulvo-vaginal-gingival syndrome，夫は HCV 感染のない口腔扁平苔癬でした．

臨床医は口腔扁平苔癬患者に対し，他部位での合併にも注意を払い，助言を行うことが大切です．必要に応じて皮膚科医，産婦人科医，泌尿器科医と連携治療を行いましょう．

8　扁平苔癬の悪性転換

扁平苔癬は，まれに癌化することがありますが，HCV 感染を伴うとその癌化率が高くなることが報告されています．Gandolfo らは，402 名の口腔扁平苔癬患者を平均 4.9 年間追跡しました[46]．彼らは，HCV 感染のある口腔扁平苔癬は，HCV 感染のない者に比べ悪性化する相対危険度が 3.16（0.8 ～ 12.5）であったと報告しています．

Aghbari らは，57 個の研究論文についてメタアナリシス解析を行い，口腔扁平苔癬の悪

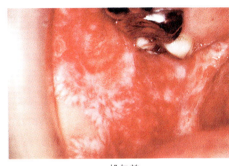
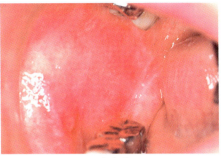

投与前　　　　　　　　　　　　　　投与後

図Ⅱ-11　強力ネオミノファーゲンシーを投与したC型慢性肝炎の扁平苔癬

性転換について報告しています[47]．彼らは，口腔扁平苔癬患者19,676名から280名が口腔癌を発症し，個々の研究における口腔扁平苔癬の悪性転換率は0.3%〜14.3%の範囲であったと述べています．さらに，その悪性転換のリスク因子は，喫煙者，アルコール依存症患者，HCV感染患者だったと報告されています．

筆者らも，HCV感染を伴った扁平苔癬が悪性転換し，口腔癌と食道癌を同時発生した症例を経験しています[48]．本症例の詳細な治療経過や病態写真は，『イチからわかる！歯科医師が知っておきたい肝疾患のキホン』（南山堂）の書籍で紹介しています[44]．

9　難治性扁平苔癬の治療

扁平苔癬の治療は，一般的には外用副腎皮質ホルモン剤の投与が効果的です．二次的に口腔カンジダ症を合併していることもありますので，病態の鑑別と適切な治療選択が必要となります．びらんによる痛みにより十分な食事摂取ができないこともありますので，食事指導や生活指導も大切なポイントです．外用副腎皮質ホルモン剤だけの投与では，完治させることが難しく，炎症の軽減と再燃を繰り返すこともあります．

HCVが抗ウイルス薬により駆除できれば，つまりSVRに至れば，扁平苔癬が治癒することもあります．これは「3 薬剤因子」（p.64）を参照してください．

難治性の扁平苔癬の場合は，グリチルリチン製剤の注射薬（商品名：強力ネオミノファーゲンシー）が効果的です（図Ⅱ-11）[49,50]．筆者らは，HCV感染のある扁平苔癬患者に対してケースコントロール研究を行い，グリチルリチン製剤の効果を証明しました．強力ネオミノファーゲンシーを投与した患者群は未投与群に比べて，他覚所見ならびに自覚所見いずれも有意に改善しました．

ウイルス性肝炎の治療に以前から使用されてきた薬剤の1つにグリチルリチン製剤があります．肝炎を鎮静化する目的で使われます．注射薬である強力ネオミノファーゲンシーは1948（昭和23）年から国内で販売され，広く使われてきました．この強力ネオミノファーゲンシーを扁平苔癬患者に投与すれば，本病態も改善するのではないかと考えま

第 II 編　口腔疾患と肝疾患とのかかわり

した．強力ネオミノファーゲンシーを投与した C 型慢性肝炎のある扁平苔癬は，著明に
改善しました．扁平苔癬の患者のなかには，強力ネオミノファーゲンシーの投与を急に中
止した後に下唇のびらんが増悪した症例が認められました [50]．これは C 型慢性肝炎患者
に投与していた強力ネオミノファーゲンシーを急に中止すると，その後リバウンド現象が
みられるのとよく似ています．扁平苔癬の治療に強力ネオミノファーゲンシーを用いる時
も，連続投与から隔日投与に徐々に移行させることが肝要です．強力ネオミノファーゲン
シーは，ステロイド抵抗性の扁平苔癬や病変が広範囲の扁平苔癬に対して有効な治療法で
あると考えられます．強力ネオミノファーゲンシーの適応症には，「慢性肝疾患における
肝機能異常の改善」だけではなく「口内炎」があります．

10　扁平苔癬患者への口腔衛生管理

　扁平苔癬にびらんを伴うと，十分に歯を磨くことができず，口腔内が不衛生になりがち
です．ブラッシング指導や義歯の管理を指導するとともに口腔ケアジェル（商品名：リフ
レケア H）の使用が推奨されます．リフレケア H を使用すると，患者の QOL（ドライ
マウス感や睡眠障害）も改善させることがわかりました [51]．

CHAPTER

06　シェーグレン症候群

　シェーグレン症候群は，涙腺や唾液腺をはじめとする外分泌腺に慢性的に炎症が起こる疾患です．そのため，ドライアイやドライマウスといった症状が発現します．90％以上が女性で，推定発症年齢は 50 歳代前半とされています．シェーグレン症候群の約 50％は，自己免疫疾患に合併して起こる二次性シェーグレン症候群です．合併がない場合は一次性シェーグレン症候群もしくは原発性シェーグレン症候群とよばれます．高ガンマグロブリン血症のほか，抗核抗体，リウマトイド因子，抗 SS-A 抗体，抗 SS-B 抗体などの自己抗体が出現します．合併疾患は主に膠原病で，関節リウマチ，全身性エリテマトーデス，全身性強皮症，多発性筋炎・皮膚筋炎などもあげられます．

1　シェーグレン症候群の難病指定

　2015 年 1 月 1 日よりシェーグレン症候群は難病に指定されました．2014 年 5 月 23 日に「難病の患者に対する医療等に関する法律」が成立し，2015 年 1 月 1 日より，指定難病にかかっている方に対する新たな医療費助成制度が始まりました．シェーグレン症候群の医療費助成については，お近くの保健福祉事務所にお問い合わせください．

2　シェーグレン症候群と C 型肝炎ウイルス（HCV）感染

　1992 年に Haddad らは，C 型慢性肝炎患者の 36％にドライマウス症状を認め，その57％が慢性唾液腺炎の組織像を示したことを報告しました [52]．シェーグレン症候群における HCV 感染率は，報告者により異なりますが，0 ～ 45％と報告されています．これらの違いは，地域的な HCV 感染率の差や人種などに影響すると考えられています．

　1995 年に Koike らは，HCV のエンベロープ領域を発現させたトランスジェニックマウス（遺伝子改変マウス）において，肝臓では組織学的な変化を認めなかったものの，シェーグレン症候群類似の唾液腺炎を発症したと報告しました [53]．その唾液腺炎の発現率は 84.1％で，コントロール群に比べ有意に高率であったことを示しています．さらに，HCV コア遺伝子のトランスジェニックマウスでは，唾液腺炎を認めなかったことも報告しています．彼らの報告によって，HCV とシェーグレン症候群の関連が実験的に証明されただけではなく，HCV のエンベロープタンパクがシェーグレン症候群様唾液腺炎の発症の原因になっていることが示されました．

　筆者らは，HCV 感染患者にはシェーグレン症候群や扁平苔癬の合併率が高いことを示

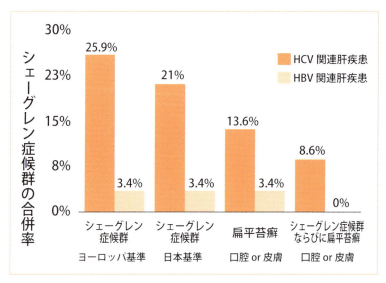

図Ⅱ-12 ウイルス性肝疾患におけるシェーグレン症候群の合併率
(Nagao Y et al. Gastroenterol Hospatol, 2003)

しました（図Ⅱ-12）[54]．B型肝炎ウイルス（HBV）あるいはHCV関連の慢性肝疾患患者110名を対象に，シェーグレン症候群もしくは扁平苔癬の合併率を調べました．シェーグレン症候群の診断基準は，ヨーロッパ基準ならびに日本の基準（1999年改定）を用いました．その結果，HCV感染者におけるシェーグレン症候群合併率は，ヨーロッパ基準では25.9％，日本の基準では21％でした．HCV感染者における扁平苔癬の合併率は13.6％で，扁平苔癬とシェーグレン症候群の同時発現率は8.6％でした．HCV感染者にはHBV感染者よりも有意にシェーグレン症候群の有病率が高いことを示しました．

潜在するシェーグレン症候群は見過ごされている可能性があります．扁平苔癬と同様にHCVの肝外病変としての認識をもつことが大切です．

3 シェーグレン症候群と自己免疫性肝疾患

自己免疫性肝疾患には，自己免疫性肝炎（Autoimmune Hepatitis: AIH），原発性胆汁性胆管炎（Primary Biliary Cholangitis: PBC），原発性硬化性胆管炎（Primary Sclerosing Cholangitis: PSC）があります．原発性胆汁性胆管炎（PBC）は，2016年に原発性胆汁性肝硬変（Primary Biliary Cirrhosis: PBC）から病名が変更されました．これらの自己免疫性肝疾患には，シェーグレン症候群を合併することがよくあります．

シェーグレン症候群の特徴的な口腔内症状はドライマウスです．具体的には「クッキーやパンを食べる時に必ず水分が必要」，「舌が荒れてヒリヒリする」，「味がわからない」「飲み込みにくい」，「口が乾くので，飲み物を年中持ち歩いている」，「口の乾きのために，会話がしづらい」というような訴えをします．このような場合，唾液分泌障害が考えられ

ますので，患者の訴えに耳を傾けましょう．シェーグレン症候群の治療薬によって，患者のQOLを改善することができます．

4 シェーグレン症候群の治療

ドライマウスに対して保湿成分が入ったジェルなどを用い口腔ケア指導を行いながら，唾液分泌を促進するための投薬を行うとよいでしょう．

1 人工唾液：

サリベートエアゾール（商品名）
▶用法・用量：1回1～2秒間噴霧，1日4～5回

2 ムスカリン受容体刺激薬

（1）**サラジェン錠（商品名）**
▶用法・用量：1回1錠，1日3回 食後
（2）**サラジェン細粒（商品名）**
▶用法・用量：1回1包，1日3回 食後
（3）**サリグレン（商品名）**
▶用法・用量：1回1錠，1日3回 食後
（4）**エボザック（商品名）**
▶用法・用量：1回1錠，1日3回 食後

3 含嗽剤

アズレンスルホン酸ナトリウム（商品名アズノール，商品名ハチアズレ）

CHAPTER 07 肝疾患患者の味覚

　一般に，肝疾患患者は亜鉛欠乏をきたしやすく，慢性肝炎から肝硬変へと病態が進展するとともに血清亜鉛値の濃度は低くなることが示されています[55, 56]．亜鉛の補充が，肝線維化の進行を抑制することもわかっています．慢性肝疾患患者で亜鉛欠乏が起きやすい理由として，腸での吸収障害と尿への排泄増加が指摘されています．

　亜鉛の欠乏を起こしやすい疾患は，慢性肝疾患以外には，糖尿病，慢性炎症性腸疾患，腎不全などがあります．亜鉛欠乏症の症状として，皮膚症状，口内炎，脱毛，食欲不振，発育障害，味覚障害，易感染性，情緒不安定，貧血などあげられます．2003年の調査によると，わが国における味覚障害者は年間24万人と推定されました[57]．高齢化に伴い，味覚障害者は年々増えており，現在の罹患者はおそらく数倍に増えているのではないかと思われます．亜鉛欠乏症の診療指針2018が，一般社団法人日本臨床栄養学会より発表されています．

　筆者らは，C型慢性肝疾患患者9名を対象に味覚の定性定量検査ならびに血液生化学検査を実施しました[58]．さらに，第I編CHAPTER7で触れた分岐鎖アミノ酸亜鉛含有補助食品（アミノフィール）による介入試験を行いました．その結果，C型慢性肝疾患患者には味覚異常を自覚していなくても，味覚異常所見ならびに血中亜鉛濃度が低値であることが示されました．また，亜鉛を含有するアミノフィールは，味覚感度ならびに亜鉛値の改善に有用であることもわかりました．

CHAPTER 08 歯科疾患は，C型肝炎ウイルス（HCV）感染患者のインターフェロン治療の導入を妨げる

　今では，HCV感染者にインターフェロン（IFN）はほとんど使われなくなりました．しかし，2014年まではHCVを駆除する唯一の治療はIFN治療でした．口腔内に慢性炎症が存在すると，IFN治療の導入が妨げられ，治療が中断することがあります．そのため，IFN治療を受ける前にクリニカルパスを使ってう蝕や歯周病の治療を済ませることを義務づけていました．ここでは，その当時の取り組みをご紹介します．

　C型慢性肝疾患患者に対するIFN治療の口腔に関する有害事象として，歯科疾患や口腔粘膜疾患が少なからず存在することが確認されています．そこで，歯科疾患がIFN治療の導入を妨げる要因になりうるかを検討しました[59]．対象は，2003年12月～2010年6月までにペグインターフェロン（Peg-IFN）単独療法もしくはPeg-IFN/リバビリン併用療法を受けた570名の患者です（表Ⅱ-5）．570名の平均年齢は57.2歳で（男性274名，女性296名），肝疾患の内訳は，C型急性肝炎1名，C型慢性肝炎491名（肝癌治療後20名含む），B型ならびにC型慢性肝炎3名，C型肝硬変75名（肝癌治療後30名含む）でした．これら570名全員のIFN治療前もしくは治療導入時に，筆者が口腔診査を行いました．口腔粘膜診査に加え，531例に唾液分泌量の測定を行いました．

　その結果，570名中6名が，歯周病，う蝕，智歯周囲炎などに起因した歯性感染のためにIFN治療の導入予定日に導入することができませんでした．この6名（47.3歳）は，

表Ⅱ-5　IFN治療目的で入院したものの，歯性感染によりIFN治療が導入できなかった6例
患者570名より（2003年12月～2010年6月）

No.	年齢（歳）	性別	肝疾患（遺伝子型/ウイルス量）	IFN治療が導入できなかった歯科疾患	IFN治療開始までの遅延期間	ほかの疾患	IFN治療
1	50	女性	C型慢性肝炎（Ib・High）	右頬部炎（⌐6 Per起因）	49日	胆嚢ポリープ	Peg-IFNα 2b/RBV
2	67	男性	C型慢性肝炎（Ib・High）	#1. 76⌐6 P急発，歯槽膿瘍，#2. 76⌐6 重度歯周病，#3. 6⌐7 重度歯周病	105日	胃潰瘍	Peg-IFNα 2b/RBV
3	36	男性	C型慢性肝炎（Ib・High）	7⌐ 根尖性歯周炎	4日	なし	Peg-IFNα 2b/RBV
4	47	女性	C型慢性肝炎（2a・Low）	#1. 4⌐5，⌐5 歯髄炎，#2. 34⌐，⌐4 残根，#3. 2⌐ C	97日	高血圧 適応障害 胆石	Peg-IFNα 2a
5	59	女性	C型肝硬変（2b・High）	#1. 2⌐ Per，歯肉膿瘍，#2. 1⌐1 C	105日	うつ病 高血圧 変形性脊椎症	Peg-IFNα 2b/RBV
6	25	女性	C型慢性肝炎（Ib・High）	#1. 8⌐ 智歯周囲炎，#2. 8⌐8 半埋伏歯	8日	なし	Peg-IFNα 2b/RBV

Per：根尖性歯周炎

（Nagao Y et al. Virol J 7:192, 2010）

歯性感染の消炎治療後に IFN 治療を受けることができましたが，IFN 治療導入予定日より平均 61.3 ± 47.7 日治療が遅れました（最高 105 日の遅れ）．IFN 治療のために入院したものの，歯科治療のためにいったん退院しなければならなくなりました．531 例の唾液分泌量は平均 4.26 ± 1.91 mL/2 min であり，54 名が標準値以下でした（10.2%）．

当時，筆者が所属していた医療機関では，IFN 治療前の口腔粘膜疾患の診査が 1994 年よりクリティカルパスになっていました．粘膜疾患だけではなく，歯科疾患の加療もその重要性が示されたことから，2009 年より IFN 治療前にう蝕や歯周病などの歯科疾患を加療しておくこともクリティカルパスに追加しました（図 II-13）．実際に，医師（肝臓専門医）が IFN 治療導入前に開業歯科医へ紹介する際に使用した紹介状を図 II-14 に示します．本パス導入後，歯科疾患により IFN 導入が遅延したり，治療中に歯性感染によって IFN 治療が中断したりする事例はなくなりました．

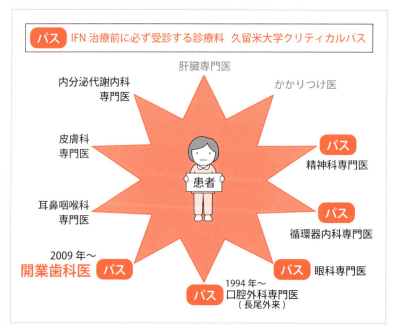

図 II-13　IFN 治療を受ける際の医療連携

08 歯科疾患は，C型肝炎ウイルス（HCV）感染患者のインターフェロン治療の導入を妨げる

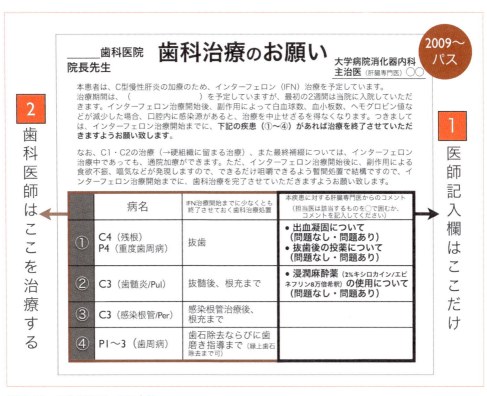

図Ⅱ-14　開業歯科医への紹介状

CHAPTER
09 肝疾患患者の口腔健康管理に関するポイント

　肝疾患患者には，扁平苔癬やシェーグレン症候群といった肝外病変を併発します．HCV感染者には扁平苔癬やシェーグレン症候群を，自己免疫性肝疾患患者にはシェーグレン症候群を併発することがよくあります．頻度は少ないですが，HBV感染者にも口腔に肝外病変を併発することがあります．

　また，前述したように，慢性肝疾患では亜鉛欠乏をきたしている場合が多く，肝硬変への進展とともに血清亜鉛値の低下が認められます[55, 56]．慢性肝炎や肝硬変では消化管からの亜鉛の吸収率が低く，尿中への排泄が亢進することから，亜鉛不足になっています．肝疾患患者では，このような亜鉛欠乏症や口腔乾燥に起因して味覚異常を訴える方が多いことを認識しておきましょう．

　HCV感染者の多くは，口腔健康管理に問題を抱えていることがわかっています．C型肝炎患者は，歯肉出血や口腔乾燥などの症状を随伴している割合が多いことが報告されています．C型肝炎ではインスリン抵抗性を伴うため，このことが歯周病を進行させる誘因の1つと考えられます．また，重度の肝炎や肝硬変の場合にみられる凝固系異常や血小板減少による出血傾向も口腔管理が悪化する一因になるでしょう．

　びらん型の扁平苔癬を合併している場合は，痛みのために口腔内が不衛生になりやすくなります．ブラッシング指導や義歯の管理を指導する必要があります．口腔ケアジェルなどの保湿剤を併用すると患者のQOLを改善することもわかっています[51]．肝疾患患者には，歯周病の治療だけではなく，必要に応じて粘膜疾患や味覚障害の治療も進めることが大切です．全身状態を把握するためにも，肝臓病の主治医に照会や紹介をし，連携しながら治療を進めましょう．

CHAPTER

10 歯科を介した肝疾患の治療勧奨
～HCV 感染者の拾い上げと治療介入の取り組み～

　日本の HCV 感染推定者は 150 ～ 200 万人とされています．しかし医療機関で何らかの治療を受けている HCV 感染者は 50 万人程度に過ぎず，残りの約 100 人は自身の HCV 感染に気づいていないか，気づいていても未治療のまま放置されていると考えられています．一方，HCV 感染は扁平苔癬や口腔癌などの肝外病変を引き起こすことが知られています．

　筆者(歯科医師)が一般歯科医院で診察にかかわると，歯科受診した患者からどのくらいの肝炎患者を拾い上げ，治療に結びつけることができるのでしょうか？　歯科医師による受診勧奨と治療支援の効果を検証することを目的とし，後ろ向きに診療録調査を行いました[60]．

　対象は 2015 年 5 月～ 2017 年 2 月までに福岡県某開業歯科医院を口腔粘膜疾患の加療目的に受診した新患 90 名です（平均年齢 68.9 歳，男性 23 例・女性 67 例）．口腔疾患の主な内訳は，扁平苔癬 39 例，白板症 7 例，舌・喉頭癌 4 例，ドライマウス 13 例，口腔カンジダ症 8 例，シェーグレン症候群 4 例，舌痛症 13 例，囊胞 / 良性腫瘍 4 例，味覚障害 3 例，三叉神経痛 1 例などでした．90 名のうち 51 名（56.7％）の患者に対して肝疾患の受検・治療勧奨を行いました．HCV 抗体陽性率は 29.4％（15/51 名）と非常に高い HCV 感染率を示しました．HCV 抗体陽性 15 名のうち 12 名に治療勧奨を行い，未治療の HCV 感染者に直接作用型抗ウイルス薬治療が導入された患者は，全員が SVR になりました．歯科からの受診勧奨によって，初めて HCV 感染が発覚した患者（79 歳）も直接作用型抗ウイルス薬治療により SVR になりました．

　このような取り組みを国内の複数の地域で実施しています（図Ⅱ-15）．一般社団法人下関市歯科医師会，西部島根医療福祉センター歯科口腔外科，一般社団法人愛媛県歯科医師会においても，歯科医師が肝疾患の治療にゲートキーパーとして橋渡しの役目を果たすことがわかりました[61, 62]．

　一般歯科医院には，肝疾患を合併した方や肝外病変を随伴した方が日常的に受診されます．歯科と医科との医療連携を通して，肝炎の治療勧奨を行うことができれば，未治療の肝炎患者を拾い上げることも，治療に結びつけることも可能だと考えています．

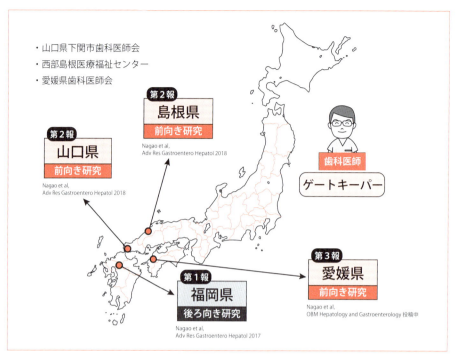

図Ⅱ-15 歯科を介した肝疾患の治療勧奨

■ 引用文献

1) Movin S.：Relationship between periodontal disease and cirrhosis of the liver in humans. J Clin Periodontol 1981;8:450-458.
2) Grønkjær LL, et al.：Vilstrup H.Oral health in patients with liver cirrhosis. Eur J Gastroenterol Hepatol 2015;27:834-839.
3) Griffin SO, et al.：Oral health needs among adults in the United States with chronic diseases. J Am Dent Assoc 2009;140:1266-1274.
4) Grønkjær LL.：Periodontal disease and liver cirrhosis: A systematic review. SAGE Open Med 2015;3:2050312115601122.
5) Yoneda M, et al.：Involvement of a periodontal pathogen, Porphyromonas gingivalis on the pathogenesis of non-alcoholic fatty liver disease. BMC Gastroenterol 2012;12:16.
6) Nagao Y, et al.：Association of periodontal diseases and liver fibrosis in patients with HCV and/or HBV infection. Hepat Mon 2014;14:e23264.
7) Cacoub P, et al.：Extrahepatic manifestations of chronic hepatitis C. MULTIVIRC Group. Multidepartment Virus C. Arthritis Rheum 1999;42:2204-2212.
8) Cacoub P, et al.：Extrahepatic manifestations associated with hepatitis C virus infection. A prospective multicenter study of 321 patients. The GERMIVIC. Groupe d'Etude et de Recherche en Medecine Interne et Maladies Infectieuses sur le Virus de l'Hepatite C. Medicine（Baltimore）2000;79:47-56.
9) WHO Guidelines Approved by the Guidelines Review Committee.In: Guidelines for the Screening, Care and Treatment of Persons with Hepatitis C Infection. Geneva: World Health Organization Copyright（c）World Health Organization., 2014.
10) WHO Guidelines Approved by the Guidelines Review Committee.In: WHO Guidelines for the care and treatment of persons diasnosed with chronic hepatitis C virus infection: World Health Organization Copyright（c）World Health Organization., 2018.
11) Cacoub P, et al.：Impact of sustained virological response on the extrahepatic manifestations of chronic hepatitis C: a meta-analysis. Gut 2018.

12) Nagao Y, et al.：High prevalence of hepatitis C virus antibody and RNA in patients with oral cancer. J Oral Pathol Med 1995;24:354-360.

13) Nagao Y, et al.：High prevalence of hepatitis C virus antibody and RNA in patients with head and neck squamous cell carcinoma. Hepatol Res 1997;7:206-212.

14) Nobles J, et al.：Prevalence and epidemiology of hepatitis C virus in patients with squamous cell carcinoma of the head and neck. Laryngoscope 2004;114:2119-2122.

15) Su FH, et al.：Positive association between hepatitis C infection and oral cavity cancer: a nationwide population-based cohort study in Taiwan. PLoS One 2012;7:e48109.

16) Mahale P, et al.：Association between hepatitis C virus and head and neck cancers. J Natl Cancer Inst 2016;108.

17) Warren S, et al.：Multiple primary, malignant tumors: A survey of the literature and statistical study. Am J Cancer 1932;16:1358-1414.

18) Yoshida M, et al.：Multiple primary neoplasms and hepatitis C virus infection in oral cancer patients. Hepatol Res 1997;9:75-81.

19) Nagao Y, et al.：High incidence of multiple primary carcinomas in HCV-infected patients with oral squamous cell carcinoma. Med Sci Monit 2009;15:Cr453-459.

20) Eisen D.：The evaluation of cutaneous, genital, scalp, nail, esophageal, and ocular involvement in patients with oral lichen planus. Oral Surg Oral Med Oral Pathol Oral Radiol Endod 1999;88:431-436.

21) Nagao Y, et al.：The possible intraspousal transmission of HCV in terms of lichen planus. Int J Mol Med 2002;10:569-573.

22) Rebora A, et al.：Erosive lichen planus and cirrhotic hepatitis. Ital Gen Rev Dermatol 1978;15:123-131.

23) Nagao Y, et al.：Lichen planus and hepatitis C virus in the northern Kyushu region of Japan. Eur J Clin Invest 1995;25:910-914.

24) Nagao Y, et al.：High incidence of oral precancerous lesions in a hyperendemic area of hepatitis C virus infection. Hepatol Res 1997;8:173-177.

25) Nagao Y, et al.：High incidence of oral lichen planus in an HCV hyperendemic area. Gastroenterology 2000;119:882-883.

26) Nagao Y, et al.：Extrahepatic manifestations and insulin resistance in an HCV hyperendemic area. Int J Mol Med 2005;16:291-296.

27) Nagao Y, et al.：High incidence of extrahepatic manifestations in an HCV hyperendemic area. Hepatol Res 2002;22:27-36.

28) Nagao Y, et al.：Epidemiological survey of oral lichen planus among HCV-infected inhabitants in a town in Hiroshima Prefecture in Japan from 2000 to 2003. Oncol Rep 2007;18:1177-1181.

29) Nagao Y, et al.：Hepatitis C virus RNA detection in oral lichen planus tissue. Am J Gastroenterol 1998;93:850.

30) Nagao Y, et al.：Detection of hepatitis C virus RNA in oral lichen planus and oral cancer tissues. J Oral Pathol Med 2000;29:259-266.

31) Arrieta JJ, et al.：Detection of hepatitis C virus replication by In situ hybridization in epithelial cells of anti-hepatitis C virus-positive patients with and without oral lichen planus. Hepatology 2000;32:97-103.

32) Nagao Y, et al.：Quantitative analysis of HCV RNA and genotype in patients with chronic hepatitis C accompanied by oral lichen planus. Eur J Clin Invest 1996;26:495-498.

33) Nagao Y, et al.：A retrospective case-control study of hepatitis C virus infection and oral lichen planus in Japan: association study with mutations in the core and NS5 A region of hepatitis C virus. BMC Gastroenterol 2012;12:31.

34) Nagao Y, et al.：Immunological evaluation in oral lichen planus with chronic hepatitis C. J Gastroenterol 1997;32:324-329.

35) Nagao Y, et al.：High prevalence of anticardiolipin antibodies in patients with HCV-associated oral lichen planus. Int J Mol Med 2002;9:293-297.

36) Nagao Y, et al.：Genome-wide association study identifies risk variants for lichen planus in patients with hepatitis C virus infection. Clin Gastroenterol Hepatol 2017;15:937-944.e935.

37) Nagao Y, et al.：Development and exacerbation of oral lichen planus during and after interferon therapy for hepatitis C. Eur J Clin Invest 1996;26:1171-1174.

第 II 編　口腔疾患と肝疾患とのかかわり

38）Nagao Y, et al.：Analysis of the factors motivating HCV-infected patients to accept interferon therapy. BMC Res Notes 2012;5:470.

39）Nagao Y, et al.：Histological improvement of oral Lichen planus in patients with chronic hepatitis C treated with interferon. Gastroenterology 1999;117:283-284.

40）Nagao Y, et al.：Exacerbation of oral erosive lichen planus by combination of interferon and ribavirin therapy for chronic hepatitis C. Int J Mol Med 2005;15:237-241.

41）Nagao Y, et al.：Successful treatment of hepatitis C virus-associated oral lichen planus by interferon-free therapy with direct-acting antivirals. Clin Transl Gastroenterol 2016;7:e179.

42）Misaka K, et al.：Use of direct-acting antivirals for the treatment of hepatitis C virus-associated oral lichen planus: a case report. Case Rep Gastroenterol 2016;10:617-622.

43）Nagao Y, et al.：Successful treatment of oral lichen planus with direct-acting antiviral agents after liver transplantation for hepatitis C virus-associated hepatocellular carcinoma. Case Rep Gastroenterol 2017;11:701-710.

44）長尾由実子ほか：イチからわかる！歯科医師が知っておきたい肝疾患のキホン．南山堂，東京，2017:1-112.

45）Nagao Y, et al.：Histopathological and immunohistochemical study of oral lichen planus-associated HCV infection. Eur J Intern Med 2000;11:277-282.

46）Gandolfo S, et al.：Risk of oral squamous cell carcinoma in 402 patients with oral lichen planus: a follow-up study in an Italian population. Oral Oncol 2004;40:77-83.

47）Aghbari SMH, et al.：Malignant transformation of oral lichen planus and oral lichenoid lesions: A meta-analysis of 20095 patient data. Oral Oncol 2017;68:92-102.

48）Nagao Y, et al.：Oral verrucous carcinoma arising from lichen planus and esophageal squamous cell carcinoma in a patient with hepatitis C virus-related liver cirrhosis-hyperinsulinemia and malignant transformation: A case report. Biomed Rep 2013;1:53-56.

49）Nagao Y, et al.：A case of oral lichen planus with chronic hepatitis C successfully treated by glycyrrhizin. Kansenshogaku Zasshi 1995;69:940-944.

50）Nagao Y, et al.：Effectiveness of glycyrrhizin for oral lichen planus in patients with chronic HCV infection. J Gastroenterol 1996;31:691-695.

51）Nagao Y, et al.：Effect of oral care gel on the quality of life for oral lichen planus in patients with chronic HCV infection. Virol J 2011;8:348.

52）Haddad J, et al.：Lymphocytic sialadenitis of Sjögren's syndrome associated with chronic hepatitis C virus liver disease. Lancet 1992;339:321-323.

53）Koike K, et al.：Sialadenitis histologically resembling Sjögren syndrome in mice transgenic for hepatitis C virus envelope genes. Proc Natl Acad Sci U S A 1997;94:233-236.

54）Nagao Y, et al.：Incidence of Sjögren's syndrome in Japanese patients with hepatitis C virus infection. J Gastroenterol Hepatol 2003;18:258-266.

55）Riggio O, et al.：Zinc supplementation reduces blood ammonia and increases liver ornithine transcarbamylase activity in experimental cirrhosis. Hepatology 1992;16:785-789.

56）Moriyama M, et al.：Clinical significance of evaluation of serum zinc concentrations in C-viral chronic liver disease. Dig Dis Sci 2006;51:1967-1977.

57）Ikeda M, et al.：Taste disorders: a survey of the examination methods and treatments used in Japan. Acta Otolaryngol 2005;125:1203-1210.

58）Nagao Y, et al.：Aminofeel improves the sensitivity to taste in patients with HCV-infected liver disease. Med Sci Monit 2010;16:Pi7-12.

59）Nagao Y, et al.：Dental problems delaying the initiation of interferon therapy for HCV-infected patients. Virol J 2010;7:192.

60）Nagao Y, et al.：The discovery through dentistry of potentially HCV-infected Japanese patients and intervention with treatment. Adv Res Gastroentero Hepatol 2017;7:1-7.

61）Nagao Y, et al.：Promotion by dentists of treatment of undiagnosed and untreated HCV-infected patients. Adv Res Gastroentero Hepatol 2018;9:1-5.

62）Nagao Y, et al.：Prevalence of viral liver disease and oral lichen planus in patients who visited dental clinics: A Study by the Ehime Dental Association. OBM Hepatology and Gastroenterology 2019 投稿中.

第 III 編

歯科医院でこそ必要な肝炎ウイルス対策

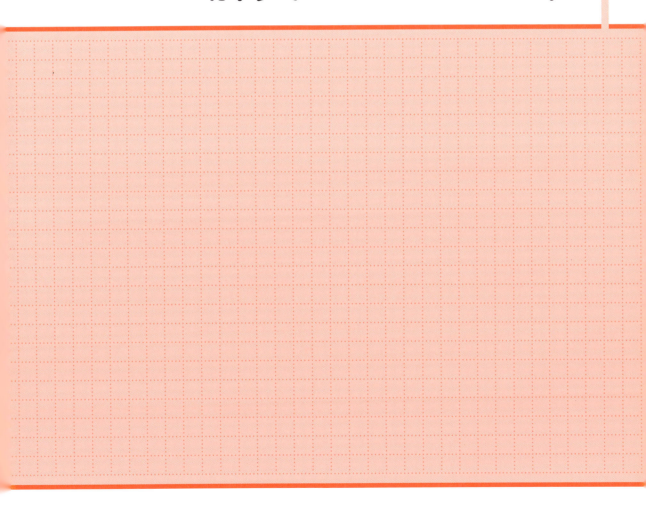

CHAPTER 01 B 型肝炎ウイルス（HBV）の体液汚染対策

1 スタンダードプリコーション

　B 型肝炎ウイルス（HBV）および C 型肝炎ウイルス（HCV）は，体液を介して感染するため，主に針刺しや体液の眼への飛散，創傷面や粘膜面への曝露が感染源となり得ます．体液のなかでも，とりわけ血液への曝露は感染の危険を高めます．医療従事者は，医療安全の視点から，感染患者と医療者間の汚染事故および医療者を介した患者間の水平感染には十分に注意を払う必要があります．感染症全般において，肝炎ウイルス対策にかかわらず，手洗い，手袋の着用，マスク・ゴーグルなどの着用，ガウンの着用，器具の滅菌・消毒，リネン処理などの感染予防対策としてのスタンダードプリコーションは最も重要です．

　歯科診療においても，体液の付着する医療器具の滅菌や消毒は必須で，切削器具の滅菌・消毒や使用済み麻酔薬の再利用禁止などは特に重要です[1]．

2 HBV の体液汚染対策

　HBV 感染の予防は，HB ワクチン接種（能動免疫）により HBs 抗体を獲得することで可能となり，たとえワクチン未接種者あるいはワクチン無反応者でも抗 HBs 抗体含有免疫グロブリン（HBIG）製剤の投与（受動免疫）により感染を防ぐことが可能です（図Ⅲ-1）．HB ワクチンは組換え沈降ワクチンで，一般に重篤な副反応も少なく安全性に優れ，通常，初回投与（0 週）後，4 週後，20 〜 24 週後の経過で計 3 回の投与を皮下注射または筋肉注射で行います．HB ワクチンは 2016 年 10 月より予防接種法に基づく 0 歳児を対象とした定期接種に組み入れられ，今後，一般の感染者は減少すると思われますが，現在はまだ感染の拡大防止に十分な留意が必要であり，医療従事者には HB ワクチンの接種が強く推奨されます．

　感染予防対策を怠り，HBV 感染した場合の経過を図Ⅲ-2 に示します．HBV は，成人間の水平感染では不顕性感染で終息することも多いのですが，急性肝炎を発病し入院を余儀なくされたり，生命に危険をもたらす劇症肝炎を惹起することがあります．また，以前は，成人間の水平感染では肝炎の重症化がみられなければ，一過性感染で終息すると考えられていましたが，欧米型の HBV ジェノタイプ A がわが国でも増加するに至り，この型のウイルス感染では慢性化することが知られています[2]．また，感染予防を怠り HBV に一度感染すると，たとえ血清学的に感染防御抗体である HBs 抗体を獲得し臨床的に治癒したとしても，HBV は細胞内にわずかに残り，発癌リスクを残すとともに，将来，抗癌

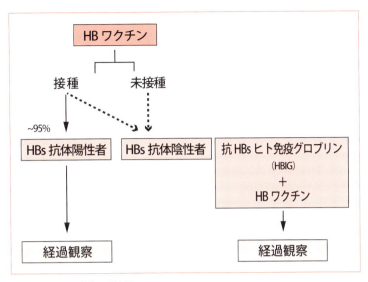

図Ⅲ-1　HBV感染予防対策

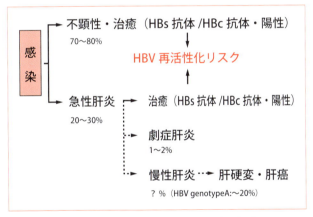

図Ⅲ-2　感染予防策を怠り，HBV感染した場合の経過

剤や免疫抑制剤の治療時に再活性化し，死亡リスクのある重症肝炎を惹起することが注意喚起されており，HBV感染では特に留意すべき事項です（図Ⅲ-3）．

　HBワクチンの問題点として，健常人ではワクチン接種者の90～95％にHBs抗体産生がみられますが，受動免疫により獲得されたHBs抗体の抗体価は経年的に減少することです．HBワクチン接種でHBs抗体を獲得した後に，HBs抗体が陰性化あるいは抗体価の減少がみられる場合に，HBワクチンの追加接種（ブースター）の必要性については一定のコンセンサスが得られていません．米国のCDCガイドラインによれば，ワクチン接種によりHBs抗体を獲得した場合は免疫状態にあり，腎不全や免疫不全症例等を除けば，それ以降の経時的な血液検査や追加接種は推奨されていません[3]．わが国の日本環境感染学会も同様のガイドラインを提示しています[4]．一方で，医療従事者やHBV感染者のパートナーなどHBV感染リスクの高い者では，HBs抗体陰性化後にHBワクチンの追

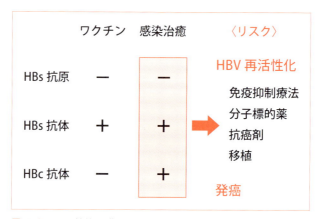

図Ⅲ-3　HBs抗体の獲得：ワクチンと感染治癒の違い

加接種（ブースター）を行い，HBs抗体を陽性化させる必要性も論じられています．

　HBワクチンによるHBs抗体価が低下ないしは陰性化している者では，疾病は発病しませんが，HBVの不顕性感染を完全に予防できないことが報告されています[5]．わが国のHBワクチンの現状について，肝臓病のオピニオンリーダーと考えられる日本肝臓学会評議員等に対するHBワクチンに関するアンケート調査結果が報告されています[6]．日本肝臓学会評議員を対象としたアンケート調査（回収率24％：206/805）では，職員に対するHBs抗体定期検査を行っているとした者が62％で，その頻度は12カ月毎とした者が91％を占めていました（図Ⅲ-4）．また，HBs抗体価が低下した医療従事者に対するHBワクチンブースターの必要性については，63％が必要と回答し，このうち93％でHBs抗体価が10 mIU/mL未満（陰性）を目安に追加接種が実施されていました（図Ⅲ-5）．

　以上より，わが国では主に，医療従事者への年1回のHBs抗体検査とHBs抗体陰転者(注)に対する追加接種が多くの施設で行われていることが推測されます．HBV感染を完全に予防して，HBV再活性化や発癌のリスクを根絶するという視点にたてば，HBs抗体陰転者に対するHBワクチンの追加接種の必要性について，さらなる議論が必要であると思われます．

注：HBs抗体陰転者とは，HBワクチンにより，一度HBs抗体を獲得したが，後に抗体価が減少して陰性化した者．

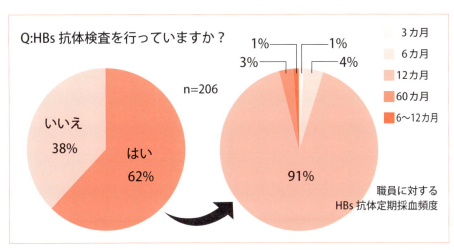

図Ⅲ-4　職員に対するHBs抗体の定期採血[6]
日本肝臓学会評議員等を対象としたHBワクチンに関するアンケート調査.

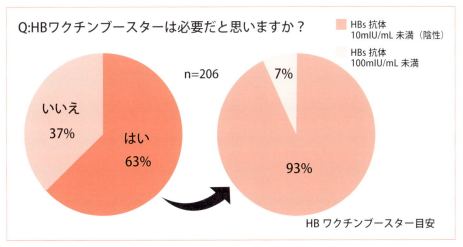

図Ⅲ-5　医療従事者に対するHBワクチンブースター[6]
日本肝臓学会評議員等を対象としたHBワクチンに関するアンケート調査.

CHAPTER 02 C型肝炎ウイルス（HCV）の体液汚染対策

　HCVを被覆する最表層の表面タンパク（E2）のアミノ酸配列はきわめて多様性に富んでおり，HCVではHBVとは異なり表面抗原を標的とする免疫による感染予防手段が存在しません．したがって，HCVでは感染後の臨床経過を踏まえた感染対策が必要です．

　HCV感染の臨床経過と対応を示します（図Ⅲ-6）[7]．HCV感染では，感染者の約70%の多くの例で慢性化し，慢性肝炎から肝硬変，肝癌に進展しますが，一方で，約30%程度の例で自然治癒することが知られています．HCVへの曝露が疑われる場合は，肝炎自覚症状に留意し，定期的にHCV感染マーカー（HCV抗体，あるいはHCV RNA）および肝機能などの血液検査を行いながら慎重に経過観察することが基本です．HCV感染では，急性期の自覚症状が軽微な場合もあり得ることに留意します．血液検査でHCV感染が確認された場合，その対応は肝炎の重症度にもよりますが，HCV感染では劇症化するような重症肝炎が少ないため，全身状態の管理を行いながら慎重に経過観察が可能な例もあります．したがって，肝炎の自然治癒の有無をまず見極め，自然治癒せずに遷延化した場合には抗ウイルス治療を行うことが一般的な対応となります．HCVの抗ウイルス治療は近年，飛躍的な進歩を遂げており，直接作用型抗ウイルス薬（DAA）の8〜12週間の短期間内服により，以前の注射薬のインターフェロンでみられたような重篤な副反応をほとんど起こすことなく，ほぼ全例で完全にウイルスを排除することが可能となっています．したがって，HCV感染が急性期に自然治癒せずに慢性化した場合には，直接作用型抗ウイルス薬による抗ウイルス治療を積極的に行い，放置しないことが肝要です．

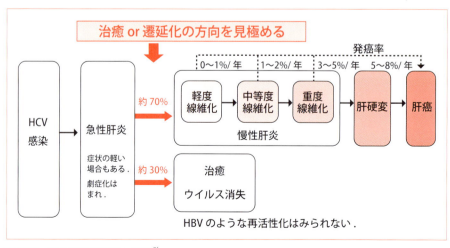

図Ⅲ-6　HCV感染後経過と対応[7]

C 型肝炎ウイルス（HCV）の体液汚染対策 02

■ 参考文献

1) Nagao Y, et al.：Adv Res Gastroentero Hepatol 2018; 10(5)：555797.

2) Sugauchi F, et al.：Hepatol Res 2006; 36:107-114.

3) CDC Guidance for Evaluating Health-Care Personnel for Hepatitis B Virus Protection and for Adminis-tering Postexposure Management. MMWR (Morbidity and Mortality Weekly Report) 2013; 62: No.10.

4) 医療関係者のためのワクチンガイドライン（第2版）．環境感染誌．2014: Vol29，Supple Ⅲ．

5) Stramer SL, et al.：Nucleic acid testing to detect HBV infection in blood donors. N Engl J Med 2011: 364: 236-247.

6) 田中靖人ほか：肝臓．2018: 59(6)：259-263.

7) 日本肝臓学会．慢性肝炎・肝硬変の診療ガイド 2016．文光堂，東京，2016．

CHAPTER 03 肝炎ウイルス感染の捉え方
～患者の認識と歯科医療従事者の認識～

1 歯科領域の特殊環境

　2014 年 5 月，歯を削る医療機器（ハンドピース）について，「患者毎に交換して滅菌する歯科診療所は約 3 割に留まっている」という厚生労働省研究班の結果が報告されました[1,2]．このことは，新聞でも大きく報道されました．その後，日本歯科医学会より通達され，6 月には厚生労働省から「歯科医療機関における院内感染対策について」各都道府県，保健所等に院内感染対策の啓発に努めるよう通知されました．さらに 3 年が経過した 2017 年 5 月，「ハンドピースを患者毎に交換し滅菌していた医療機関は過半数であり，その割合は 2014 年の調査時に比べて改善していた」と報告されました[3]．これは，日本歯科医師会員 1,000 名を対象にした医療安全と感染防御に関するアンケート調査で得られた結果です．滅菌の割合は上がったものの，依然として院内感染対策の取り組みの徹底が十分ではないことを示しています．

　歯科治療では，唾液や血液に触れる機会が多いうえに，歯肉粘膜は出血しやすいという環境下にあります．エアタービン等による歯の切削機器を使ったり，超音波スケーラーを使ったりすれば，当然血液や唾液が口腔外に飛散します．また，鋭利な器具が多いため，偶発的な外傷を受けやすい環境でもあります．したがって，病原体の伝播が患者から歯科医療従事者，歯科医療従事者から患者，患者から別の患者につながる場合もあることから，歯科医療現場では血液媒介病原体の伝播を防止する必要があります．このことから，歯科治療においては，常に院内感染対策について正しい知識と理解が求められます．

　本書では，感染対策についての詳細には触れませんが，日本歯科医師会が 2017 年 3 月に発行した『歯科診療における HIV・HBV・HCV 感染予防対策 Q&A』を参考にするとよいでしょう．

2 問診力の重要性

　一般歯科診療では，外来患者の感染症の検査を行うことはまれであり，すべての患者に対して感染症の有無を事前に把握することは不可能です．だからこそ，歯科医師は患者の基礎疾患や既往歴（手術歴含む）について，的確に問診をとることが求められます．歯科医師・歯科衛生士は患者を診るときに，歯以外の全身的な疾患を丁寧に聞いているでしょうか？　もちろん，問診だけで HIV・HBV・HCV 等の感染症をスクリーニングすることはできませんので，スタンダードプリコーションの遵守が重要な感染対策となります．

次のような方は，肝炎ウイルス感染の可能性が高くなりますので，問診時に参考にするとよいでしょう．

① 1992年（平成4年）以前に輸血を受けた方
② 大きな手術を受けた方
③ 血液凝固因子製剤を投与された方
④ 長期に血液透析を受けている方
⑤ 薬物乱用者，刺青やボディピアスをしている方
⑥ 過去に肝機能検査の異常を指摘された方

3 患者の立場から考える肝炎ウイルス感染の捉え方（HCV・HBV感染者における歯科治療時の自己申告）

ウイルス性肝疾患患者は，歯科治療を受ける際に，どのくらいの割合で肝炎ウイルス感染を自己申告するのでしょうか？

HCVあるいはHBV肝疾患患者209名を対象にした筆者らの調査によると，患者自身が肝炎ウイルス感染者であることを認識していても，歯科受診時に肝炎の存在を常に申告する割合は60％に留まり，常に申告しない割合は約30％でした（図Ⅲ-7）[4]．ウイルス性肝疾患の申告をしなかった最も多い理由として「歯科医師から肝疾患について質問されなかったから（71.2％）」と回答していました（複数回答）（図Ⅲ-8）．次に多い理由は「肝臓の病気と歯科治療は，関係ないと思ったから（52.5％）」でした．これらは，歯科医師・歯科衛生士の問診力で解決できると思います．一方で，このような実態を解決するためにも，スタンダードプリコーションを心がけることが大切です．

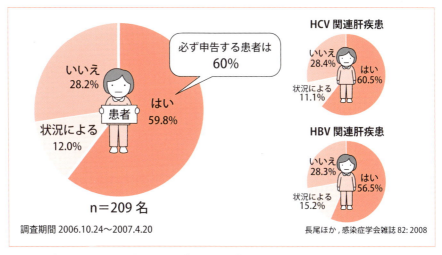

図Ⅲ-7 歯科受診の際に，あなたは肝炎ウイルス感染を申告していますか？

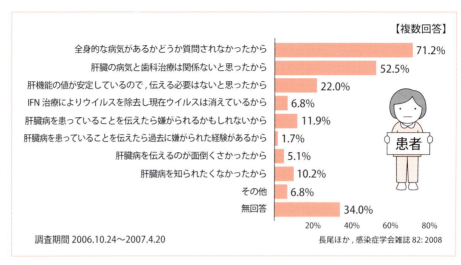

図Ⅲ-8　歯科医院で肝炎ウイルス感染者であることを申告しない理由は？

4　歯科医療従事者の立場から考える肝炎ウイルス感染の捉え方（歯科医療従事者におけるHBV・HCV感染調査）

　歯科医療従事者は肝炎ウイルス感染率が高いことが知られています．筆者らは，2007年に福岡県某歯科医師会会員とそのコ・メディカル141名を対象に肝炎ウイルス検診を実施しました[5]．問診を聴取した後にHBs抗原，HBs抗体，HBc抗体，HCV抗体を測定し，必要に応じてHBe抗原，HBe抗体，HBV DNA量，IgM-HBc抗体，HCV RNA量を測定しました．

　HBs抗体は，HBVに対する中和抗体として産生されます．HBc抗体（HBVのコアタンパクに対する抗体）は，低力価であればHBVの過去の感染を示し，高力価はHBVの感染状態を示します．HBs抗原が陰性であっても，HBc抗体が陽性の場合は肝臓の中にごく微量のHBVが存在しています．このような方が，ステロイド剤，免疫抑制剤，抗癌剤の投与を受けると，HBVの再活性化を起こすことがあります．詳細は，HBVの再活性化の項目（p.20）を参照してください．

　筆者らの調査によると，B型肝炎ワクチン（HBワクチン）を接種したことのある歯科医療従事者は48.2％（68名）に留まっていました（図Ⅲ-9）．ディスポーザブル手袋の装着方法として「患者毎に新しい手袋を使用する」のは9名（6.3％）で，「破れたら交換する」が最も多く認められました（36/141，25.5％）．常に手袋を使用しない医療従事者は24名（17％）存在しました．HBc抗体の陽性率は加齢とともに高くなり（60歳代85.7％，70歳代100％），歯科医療従事年数が長くなるほど高率でした（図Ⅲ-10）．HBワクチン接種者におけるHBs抗体陽性率は75.0％でしたが，未接種者のうち25.4％がHBc抗体陽性を示しました（図Ⅲ-11）．これはHBVの一過性感染を意味し，日常的にHBVに曝露されている可能性があります．

CHAPTER 03 肝炎ウイルス感染の捉え方

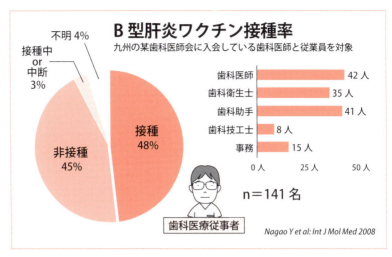

図Ⅲ-9　B型肝炎ワクチン接種率

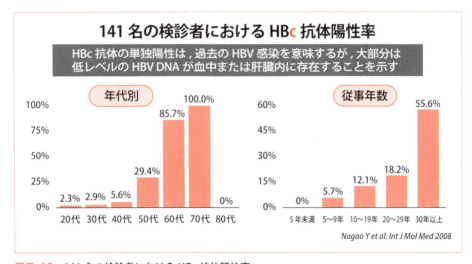

図Ⅲ-10　141名の検診者におけるHBc抗体陽性率

　この調査から10年が経過した2017年，一般社団法人日本歯科医療管理学会会員を対象にオンラインによるウイルス性肝疾患の知識と実態調査を行いました[6]．果たして状況は改善したのでしょうか？

　本調査では，「ウイルス肝炎に対する自己管理」，「肝疾患に関する知識」，「院内感染対策」，「ウイルス肝炎患者への接し方」，「肝疾患に対する情報収集の方法」等を調査しました．文書による同意取得者には，電話によるヒアリング調査も行いました．

　回答者153名から主に次のような結果が得られました．「自身のHBV感染受検率94.1％」，「自身のHCV感染受検率82.4％」，「HBワクチン接種率71.2％」，「HCV感染者が西日本に多いことを知っている割合47％」，「DAA剤の発売を知っている割合74.5％」，「扁平苔癬に代表される肝外病変の認識39.8％」，「スタンダードプリコーションの認識82.4％」，「患者毎にディスポーザブル手袋を変える頻度73.2％」，「麻酔カート

91

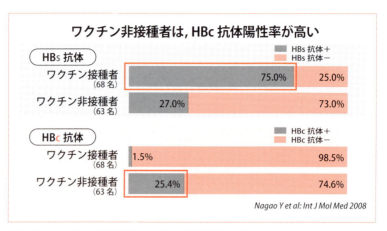

図Ⅲ-11 ワクチン非接種者は，HBc抗体陽性率が高い

リッジを再使用しない割合（過去含めて）84.3％」，「高速回転切削器具を滅菌する割合69.3％」，「低速回転切削器具を滅菌する割合56.9％」，「エアタービン用ハンドピースを滅菌する割合77.1％」，「エンジン用ハンドピースを滅菌する割合69.9％」，「根管治療器具を滅菌する割合63.4％」でした．

　肝炎患者を治療する際に22.9％の歯科医師が「困ったことがある」と回答しました．具体的な事項として，「感染対策51.4％」が最も多く，次に「肝疾患の病態を把握する」ことが挙げられていました（20％）．しかし，「肝疾患患者に対してかかりつけ医や肝臓専門医に紹介や照会」といった医療連携を行う歯科医師は41.5％しかいませんでした．また，「肝炎に関する最新情報を学ぶセミナーがあれば参加したい」と答えた割合は70.6％でした．

　さらに，得られた回答に対して3項目をスコアリングし，統計解析を行いました．3項目とは，「感染対策に関するリスク行為」，「歯科医師の肝疾患の発症」，「肝炎の認識不足」についてです．その結果，開業歯科医は大学病院勤務医に比べ，有意にリスクスコアと認識不足スコアが高いこと，男性歯科医は女性歯科医に比べ，有意にリスクスコアと認識不足スコアが高いことがわかりました（表Ⅲ-1）．医療従事年数が少ない者（20年未満）は，認識不足スコアが高い傾向を示しました．歯科医療従事者は肝炎ウイルスの最新情報をよく理解し，医療安全や感染予防に関する知識と技能を習得することが急務です．

勤務居住地	西日本 84 名	東日本 69 名	p 値
リスクスコア合計（± SD）	2.99 ± 2.49	2.98 ± 2.53	0.982
肝疾患発症スコア合計（± SD）	0.03 ± 0.24	0.05 ± 0.26	0.652
認識不足スコア合計（± SD）	2.45 ± 1.29	2.74 ± 1.55	0.219
性別	男性 128 名	女性 25 名	p 値
リスクスコア合計（± SD）	3.25 ± 2.60	1.60 ± 1.26	0.002
肝疾患発症スコア合計（± SD）	0.05 ± 0.28	0.00 ± 0.00	0.399
認識不足スコア合計（± SD）	2.72 ± 1.43	2.04 ± 1.40	0.031
医療従事年数	20 年以上 119 名	20 年未満 34 名	p 値
リスクスコア合計（± SD）	2.91 ± 2.42	3.24 ± 2.80	0.502
肝疾患発症スコア合計（± SD）	0.04 ± 0.27	0.03 ± 0.17	0.799
認識不足スコア合計（± SD）	2.49 ± 1.46	3.03 ± 1.31	0.053
開業医と勤務医の別	開業医 99 名	勤務医 54 名	p 値
リスクスコア合計（± SD）	3.57 ± 2.57	1.91 ± 1.98	< 0.001
肝疾患発症スコア合計（± SD）	0.05 ± 0.30	0.02 ± 0.14	0.457
認識不足スコア合計（± SD）	2.82 ± 1.46	2.22 ± 1.34	0.014

表Ⅲ-1　感染対策と認識不足に関するスコア化による解析

すべての回答をスコア化し（リスクスコア・肝疾患発症・認識不足スコア），上記 4 因子で統計解析した．

（Nagao Y et al. Adv Res Gastroentero Hepatol, 10：1-14, 2018）

■ 引用文献

1）泉福英信ほか：厚生労働科学研究費補助金 地域医療基盤開発推進研究事業．歯科医療機関における効果的な院内感染対策の促進に関する研究．平成 24 年度～平成 25 年度総合研究報告書．

2）泉福英信：患者が求める「医療安全」「院内感染」対策．ヒョーロンパブリッシャーズ 2014:1-192.

3）江草 宏ほか：厚生労働科学研究費補助金 地域医療基盤開発推進研究事業．歯科ユニット給水システム純水化装置の開発に関する研究．平成 28 年度総括研究報告書．

4）長尾由実子ほか：HCV あるいは HBV 感染者における歯科治療時の自己申告調査．感染症学雑誌 2008;82:213-219.

5）Nagao Y, et al.：HBV and HCV infection in Japanese dental care workers. Int J Mol Med 2008;21:791-799.

6）Nagao Y, et al.：Survey of dental health care workers regarding their knowledge of viral liver disease and prevention of is transmission, using an online questionnaire. Adv Res Gastroentero Hepatol 2018;10:1-14.

第 Ⅳ 編

院内感染防止対策と 歯科診療報酬

CHAPTER

01 歯科医療機関における院内感染対策の現状

　歯科診療において，日常的に唾液や血液に触れる環境下でさまざまな器材を使用しています．このため，感染対策は必須のことであり，歯科医療従事者すべてが共有できる院内感染対策が重要と考えられます．けれども，歯科診療での感染対策についてのコストについては，わが国の公的医療保険制度では「初診・再診料」の中に包含されているというスタンスで従来，進められてきました．

　最近10年間の歯科医療機関における院内感染対策に係る動きについてみてみると，「医療機器に係る安全管理のための体制確保に係る運用上の留意点について」厚生労働省医政局指導課長・研究開発振興課長連名（2007年3月30日付）で「医療機器の使用に当たっては，当該医療機器の製造販売業者が指定する使用方法を遵守すべきである」ことを通知し，ハンドピース等の使用に関しては，本通知あるいは関連通知等に基づき感染の防止を含む医療安全の観点から，添付文書で指定された使用方法等を遵守するとともに，使用後の減菌等についての指導のお願いが，保健所設置者にされていました．

　また，日本歯科医学会においては，2007年3月に『日本歯科医学会認定歯科診療ガイドライン1エビデンスに基づく一般歯科診療における院内感染対策』と，同年4月に同ガイドラインの『解説書エビデンスに基づく一般歯科診療における院内感染対策実践マニュアル』を発行し，それらは一般歯科診療の代表的なガイドラインとして用いられてきました．

　その後の経過で，院内感染対策において，さまざまなエビデンスに基づく推奨の変化がみられたことから，2015年2月『エビデンスに基づく一般歯科診療における院内感染対策実践マニュアル改訂』が発行されました．

　次いで，日本歯科医学会は，2011～2013（平成23～25）年度厚生労働省委託事業「歯科保健医療情報収集等事業」で，「一般歯科診療時の院内感染に係る指針」を2014年3月31日付で厚生労働省に提出しました．そして，2014年6月4日付で「歯科医療機関における院内感染対策について」として厚生労働省医政局歯科保健課長名で通知されました．

　このような感染対策について周知されているなかで，読売新聞が2017年8月に，2017年5月に公表された2016（平成28）年度厚生労働科学研究「歯科ユニット給水システム純水化装置の開発に関する研究」による調査[1]での，ハンドピースの減菌処理等の院内感染対策の取組みの徹底が不十分であることを報道しました．

　これを受ける形で，都道府県，保健所設置市，特別区の医務主管部長宛てに，2017年9月4日付で，厚生労働省医政局歯科保健課長から「歯科医療機関における院内感染対策の周知について（依頼）」（図Ⅳ-1）が出されました．

　けれども，厚生労働省が3年ごとに行っている「医療施設調査静態調査*」によると，2011（平成23）年調査では，一般歯科診療時の院内感染に関する予防策として，ハンド

歯科医療機関における院内感染対策の現状 01

医 政 歯 発 0904 第 2 号
平 成 29 年 9 月 4 日

都道府県
保健所設置市　医務主管部（局）長　殿
特別区

厚生労働省医政局歯科保健課長
（ 公 印 省 略 ）

歯科医療機関における院内感染対策の周知について（依頼）

　今般、歯科用ハンドピース（以下「ハンドピース」という。）の滅菌処理が不十分であるなど、歯科医療機関における院内感染対策が不十分である旨の報道があったところである。また、平成29年5月に公表された厚生労働科学研究による調査において、使用済みのハンドピースを「患者毎に交換、滅菌」が52%、「感染症患者と分かった場合交換、滅菌」が17%、「状況に応じ交換、滅菌」が16%、「消毒薬の清拭」が14%であることが明らかになっており、依然としてハンドピースの滅菌処理等の院内感染対策の取組の徹底が不十分であると考えられる。

　ハンドピースの滅菌処理については、「歯科医療機関における院内感染対策について」（平成26年6月4日付け医政歯発0604第2号厚生労働省医政局歯科保健課長通知（別添1））において通知しているところであるが、平成25年度歯科保健医療情報収集等事業においてまとめられた「一般歯科診療時の院内感染対策に係る指針（別添2）」において、一般歯科診療時の院内感染に関する予防策として、使用したハンドピースは患者ごとに交換し、オートクレーブ滅菌することが強く勧められることが示されている。

　貴職においては、貴管下の歯科医療機関及び関係団体に対し、別添2を参考に、ハンドピースの滅菌処理等の院内感染対策に取り組むよう、改めて周知するようお願いする。

　また、医療機器（医療用具）の添付文書等の管理については、「医療機器に係る安全管理のための体制確保に係る運用上の留意点について」（平成19年3月30日付け医政指発第0330001号・医政研発第0330018号厚生労働省医政局指導課長・研究開発振興課長連名通知）において、「医療機器の使用に当たっては、当該医療機器の製造販売業者が指定する使用方法を遵守するべきである」ことを通知しており、ハンドピース等の使用に当たっては、この通知あるいは関連する通知等に基づき、感染の防止を含む医療安全の観点から、添付文書で指定された使用方法等を遵守するとともに、使用後は滅菌するよう、必要に応じ医療機関に対し指導を行うようお願いする。

　なお、各保健所において、歯科診療所の立入検査の際には、重点検査項目として衛生管理を掲げ、院内感染対策が不十分で歯科医療を行う上で公衆衛生上重大な危害が生ずるおそれがある場合については、速やかに当該歯科診療所（歯科医師）に対し更なる指導徹底を行うとともに、当該事例について厚生労働省医政局歯科保健課まで報告するよう、貴管下保健所に通知するようお願いする。

図Ⅳ-1　歯科医療機関における院内感染対策の周知について（依頼）

ピースを使用した後にオートクレーブ滅菌することが強く勧められているにもかかわらず，全歯科診療所 68,156 中，59,851（設置率 87.8％）にしかオートクレーブ滅菌装置を設置していないことが，また，2014（平成 26）年調査でも 68,592 中，58,686（設置率85.6％）に，そして 2017（平成 29）年調査では 68,609 中，61,298（設置率 89.3％）しか設置されておらず，横ばい傾向が続いていることが示されています．

　一方，2016（平成 28）年度厚生労働科学研究「歯科ユニット給水システム純水化装置の開発に関する研究」[1] 内の質問のうち，歯科診療における「院内感染防止に必要な対策」についての回答をみると，700 名延べ 1,770 の回答のうち，「診療報酬による評価の充実」（592 名）が最も多く，次いで「医療従事者に対する研修の充実」（487 名）が多かったことがわかります．

　診療報酬については，2008（平成 20）年 4 月に，外来診療で，患者にとってより安全で安心できる歯科医療の環境整備を図る観点から，「歯科外来診療環境体制加算（外来環）」が設けられました．

　しかし，広島県歯科医師会医療管理部は「医療安全を確保するために─院内感染対策費の検討─」[2] で，医療安全を確保ためにかかるコストを試算し，その結果，「歯科外来環境体制加算はあるものの，歯科外来における感染対策コストには，大きな隔たりがある」と述べています．

　このような経過を経て，2018（平成 30）年度診療報酬改定において院内感染対策の推進が図られました．具体的には，院内感染対策に関する基準を満たし，その旨の届出をすることにより初再診料の算定が異なることとなりました．

＊：全国の医療施設（医療法に定める病院・診療所）の分布及び整備の実態を明らかにするとともに，医療施設の診療機能を把握し，医療行政の基礎資料を得ることを目的としている．全医療施設の詳細な実態を把握することを目的とした「医療施設静態調査」を 1975（昭和 50）年を始めとして 3 年ごとに実施している．

CHAPTER 02 初診料・再診料に係る院内感染対策に規定する施設基準

　2018（平成30）年度診療報酬改定の4月施行に伴い，以下の「告示」及び「通知」がなされ，その要件を満たすか否かの内容により初再診料の見直しがなされました．「告示」は，歯科外来診療における院内感染防止対策につき，別に厚生労働大臣が定める施設基準に適合しているものとして地方厚生局長等に届け出た保険医療機関とされています．**図Ⅳ-2**に，様式2の6を示します．この記載内容は，滅菌器の内容（医療機器届出番号，製品名，製造販売業者名，滅菌器の使用回数），1日の平均患者数，歯科用ハンドピース，歯科用ユニット数の保有数などです．

　次いで，施設基準の具体的「通知」の内容を下記に示します．

(1) 口腔内で使用する歯科医療機器等について，患者ごとの交換や専用の機器を用いた洗浄・滅菌処理を徹底する等十分な院内感染防止対策を講じていること．

(2) 感染症患者に対する歯科診療に対応する体制を確保していること．

(3) 歯科外来診療の院内感染防止対策に係る研修を4年に1回以上，定期的に受講している常勤の歯科医師が1名以上配置されていること（**図Ⅳ-3**）．

(4) 当該保険医療機関の見やすい場所に，当該医療機関で取り組んでいる院内感染防止対策等，歯科診療に係る医療安全対策を実施している旨の院内掲示を行っていること．

(5) 年に1回，院内感染防止対策の実施状況等について，様式2の7（**図Ⅳ-4**）より地方厚生（支）局長に報告していること．

　以上の要件を満たした場合，2018年10月1日から新たな基本診療料の算定を行うこととなりました．

　このように，要件を満たした医療機関のみに，新規の初再診料の算定し，それ以外は減算するという方法がとられました．これにより，政策的に感染対策へ誘導する方向性は見えるものの，前述の広島県歯科医師会の算定によらずとも，今回の改定幅程度ではコスト的に見合うものではないと思われ，今後も強い関心を図っていく必要があるでしょう．

■ 参考文献

1) 江草 宏：歯科ユニット給水システム純水化装置の開発に関する研究，平成28年度総括研究報告書，厚生労働科学研究費補助金，地域医療基盤開発推進研究事業，2017年5月30日．
http://mhlw-grants.niph.go.jp/niph/search/NIDD00.do?resrchNum=201620013 A

2) 山我貴之，石通宏行，板谷和徳，岩本隆二，大附敏彦，河野 淳，天間裕文，中村 隆一，橋本和人，福傳龍司，山本晃生，山本裕義，芦浦文佳，石田栄作，清水勢一：医療安全を確保するために―院内感染対策費の検討―，日本医療管理学会雑誌．51，40-45，2016．

第**IV**編　院内感染防止対策と歯科診療報酬

様式2の6

歯科点数表の初診料の注1に係る施設基準に係る届出書添付書類

1　当該保険医療機関の滅菌の体制について

	概　　要
滅菌体制 （該当する番号に〇）	1．診療室内に設置した滅菌器を使用 2．複数の診療科で共有する中央滅菌部門において滅菌 3．外部の業者において滅菌（業者名：　　　　　　　）

1．に該当する場合は以下の事項について記載

滅菌器	医療機器届出番号	
	製品名	
	製造販売業者名	
滅菌器の使用回数	1．1日1回　　　　　　　　　　2．1日2回 3．1日3回以上5回未満　　　　4．1日5回以上	

2　当該保険医療機関の平均患者数の実績（該当する番号に〇）

	概　　要
1日平均患者数	1．10人未満　　　　　2．10人以上20人未満 3．20人以上30人未満　4．30人以上40人未満 5．40人以上50人未満　6．50人以上

※　新規開設のため、実績がない場合は「2」の記載は、省略して届け出て差し支えない。この場合において、翌年度の7月に当該様式により実績について届出すること。

3　当該保険医療機関の保有する機器について

機器名		概　　要
歯科用ハンドピース （歯科診療室用機器に限る）	保有数	
歯科用ユニット数	保有数	

※　歯科用ハンドピースの保有数の欄には以下の一般的名称の機器の保有数の合計を記載すること。
　・歯科用ガス圧式ハンドピース
　・歯科用電動式ハンドピース
　・ストレート・ギアードアングルハンドピース
　・歯科用空気駆動式ハンドピース

［記入上の注意］
〇　当該届出の変更を行う際は、変更に係る項目のみの届出で差し支えないこと。

図**IV**-2　歯科点数表の初診料の注1に係る施設基準に係る届出書添付書類

様式2の8

院内感染予防対策の研修に係る届出書添付書類

○　常勤歯科医師名と院内感染予防対策に関する研修の受講歴等

受講者名 （常勤歯科医師名）	研修名（テーマ）	受講年月日	当該講習会の主催者

※4年以内の受講を確認できる文書を添付すること。

※研修の修了証等により内容を確認できる場合は受講者名以外の記載を省略して差し支えない。

※届出を行った日の属する月の翌月から起算して4年が経過するまでに当該様式を用いて再度の届出を行うこと。

図Ⅳ-3　院内感染予防対策の研修に係る届出書添付書類

第IV編　院内感染防止対策と歯科診療報酬

様式2の7

歯科点数表の初診料の注1の施設基準に係る報告書

1　当該保険医療機関の平均患者数及び滅菌体制の実績（該当する番号に○）

	概　　　　要
1日平均患者数	1．10人未満　　　　2．10人以上20人未満 3．20人以上30人未満　4．30人以上40人未満 5．40人以上50人未満　6．50人以上
滅菌体制 （該当する番号に○）	1．診療室内に設置した滅菌器を使用 2．複数の診療科で共有する中央滅菌部門において滅菌 3．外部の業者において滅菌（業者名：　　　　　　　）
「1．診療室内に設置した滅菌器を使用」に該当する場合は以下について記載	
滅菌の体制について （1日あたりの滅菌器の 使用回数）	1．1日1回　　　　　2．1日2回 3．1日3回以上5回未満　4．1日5回以上

2　当該保険医療機関に設置されている歯科用ハンドピース・ユニットの保有状況

機器名	概	要
歯科用ハンドピース （歯科診療室用機器に限る）	保有数	
歯科用ユニット数	保有数	

※　歯科用ハンドピースの保有数の欄には以下の一般的名称の機器の保有数の合計を記
　　載すること。
　　・歯科用ガス圧式ハンドピース
　　・歯科用電動式ハンドピース
　　・ストレート・ギアードアングルハンドピース
　　・歯科用空気駆動式ハンドピース

図IV-4　歯科点数表の初診料の注1の施設基準に係る報告書

102